最自然、最健康、最簡單的料理

Organic Meals Make You Healthy

生機飲食

對症調養

生機飲食專家歐陽英

傾力傳授對症配方，

讓您飲食優質化，

並針對個人健康需求，

幫助您強化生理機能、

提昇自癒力，遠離病魔，

與青春活力為伍。

歐陽英◎著

攝影：孔繁毅、周漢昕、陳逸、褚凡
(依姓氏筆劃順序排列)

Organic Meals Make You Healthy

生 機 飲 食 對 症 調 養

目 錄 CONTENTS

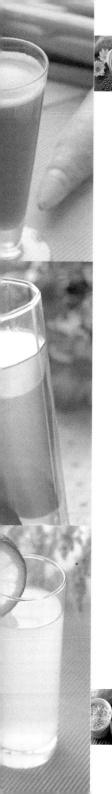

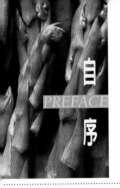

對症飲食，料理健康自己來

醫食同源，有病固然要先找醫生診療，但若能同時改善三餐飲食，按照當時的病情與體質，選擇對症食物來調養身體。雙管齊下，病一定好得更快！

藥補不如食補

食療之可貴，在於它不僅無藥害，沒有副作用。即使因為個人的病情、體質不同，吃藥的效果未必相同，但畢竟仍能發揮食物營養人體的效用，讓身體攝取到各種不同的營養素，對整體的養生還是有相當的助益。

生機飲食是鼓勵大家多攝取天然食物中的原始營養，特別是酵素，在避開化肥、農藥、細菌及各種不良添加物與不良加工方法的大前提下，主張大家多喝果汁、菜汁、精力湯、藥草茶，常吃純淨栽種的芽菜、綠色葉菜、其它蔬果及核仁種子類、菇菌類、五穀雜糧等。

近年來，常聽到一些重症神奇自癒的個案，不論這些勇者所依賴的是絕不認輸的人格特質，或是民間驗方、宗教信仰、親人關懷、打坐、冥想、氣功等，但似乎他們的飲食習慣都有了明顯的改變，絕大多數均嚴格奉行飲食治療計劃，並且其中不少人都傾向於素食。不論從治療、營養、環保等各項觀點來看，素食都是最佳選擇，對健康的確有莫大的幫助！

少量多餐

「救病如救火」，當病人還能吃、食慾尚佳之時，就要趕快選擇對症食物，助他調養身體，莫到了食不下嚥的地步，就是想吃也吃不下了，許多病人到了後期都是每吃必吐，調養就比較費力氣了。「少量多餐」是食療的重要原則，故在療養期間，通常是3個月至半年，不要嫌麻煩，大約2～3小時就要進餐一次。「天下沒有白吃的午餐」，倘若沒有經過非常之努力，也許製作食物十分辛苦，或者病人要適應這些食物也十分勉強，這些過程都是非常人所能忍耐，而當我們咬著牙關度過以後，就必定會得到非常之回饋。

知所節制

不過，在食療的過程中，仍必須知所節制，凡具有藥性之類，如：小麥草、白果、明日葉、西洋參等，宜連吃三天，就要暫停一天，而一般食物之類如：苜蓿芽、黃豆、香菇、牛蒡、胡蘿蔔等，也應連吃七天，就要暫停一天。這種小心謹慎的吃法，無非是要保護內臟機能，君不見有許多人長期大量吃藥，導致於洗腎，又有不少人愛吃海產、豆類、香菇，而造成尿酸偏高，甚至發生痛風，故飽食要有所節制，是十分重要的原則。

激發「自癒能力」

為何飲食會有如此神奇的效果？其實真正幫助身體復健的乃是「自癒能力」的重現！我們所做的一切努力，都在設法啟動「自癒能力」的再度復甦。「自癒能力」乃是人體與生俱有的潛能，具有非常巨大的神奇力量，許多瀕臨於死亡

邊緣的重症病人，便是靠它起死回生。當自癒能力式微時，人體就會百病叢生，此時我們便要趕快亡羊補牢，設法營造四個條件：

一、讓身體保持潔淨

加強身體的排毒功能，包括排汗、排尿與排便，都必須趨於正常。例如：要每天有恆心地做運動，讓身體流汗；每天要喝2500C.C.以上的水，讓排尿順暢；要多吃粗纖維食物，讓排便乾淨，並且避開所有環境上與食物上的污染。

二、確保微鹼性體質

在調養期間，不吃酸性的葷食如：雞、鴨、魚、肉等，改吃全素，並且要多吃鹼性的芽菜、蔬菜、水果、海藻、菇菌類等，讓病態的酸性體質逐漸轉變為健康的微鹼性體質，人體只要保持微鹼性體質，免疫系統就會趨於活潑，抗病力最強。

三、要攝取均衡完整的營養

五大營養素要完整，維生素、礦物質、脂肪、碳水化合物比較容易攝取到，唯獨蛋白質要從豆類與穀類的互補食物中來攝取，如：黃豆糙米飯、五穀雜糧飯，又如優酪乳、啤酒酵母、海藻類、大豆製品等，也是蛋白質的理想食物來源。

四、要讓血液含氧正常

要學習正確的腹式呼吸法，更要每天清晨作運動，幫助氣血循環，吸入大量氧氣，還要多吃新鮮的芽菜蔬果，攝取足夠的酵素，可提升紅血球的攜氧能力。

只要做到以上四個條件，自癒能力就會逐漸復甦，只要

自癒能力再現，免疫系統轉強，身體不正常現象就會慢慢地回復到正常，只要體內的生理現象都回到原來的秩序時，那就是已經尋回健康了！

　　筆者研究食療將近二十年，矢志努力於民間智慧食療驗方的傳承，若是讀者們碰到異常病情、特殊體質，歡迎隨時與筆者聯繫，筆者願傾力相助。每次提供這些食療驗方，看到長期深受病痛折磨的朋友因疼痛減輕而再展笑容時，內心就有無限的安慰，更加深信自己人生目標正確，只要能減輕這些病友的疼痛，此路行去，不問收穫，終生不悔。

作　　者　　簡　　介

歐　陽　英

作者為推廣生機飲食的知名專家，具有18年以上的食療輔導經驗。所陸續開辦之「生機飲食烹飪班」、「疾病療養食譜輔導班」、「天然果菜之斷食營」及「文化大學生食療法班」……，參加學員遍佈本省各縣市。

他經常應邀至各機關團體、電視台、廣播電台，講授生食療法、斷食療法與生機飲食，演講場次迄今已逾400場；除了為《中國時報》「健康廚房」專欄撰稿，也在《聯合報》、《大成報》發表保健文章，介紹生機飲食的健康調養學；並在網路世界傳播生機飲食最新資訊。

經　歷
■士林社區大學生機飲食講師
■老人社會大學生機飲食講師
■中華民國天然保健協進會 常務理事
■文化大學推廣教育中心 生機療法講師
■康麗自然療法療養中心 經理
■小麥草苜蓿芽推廣中心負責人
■安口果菜汁斷食營主持人
■安口生機飲食供應中心負責人

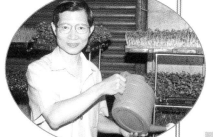

著　作
《生機食療實務大全》、《生機飲食對症調養》

TEL:(03)321-9900
FAX:(03)321-8388

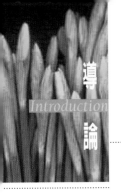

認識生機飲食

「生機飲食」指的是不吃動物性食品，也不吃人工程序干擾或污染的食品（包括：化肥農藥、化學添加物、輻射或冷凍保存的食品），並避免精緻加工食品，儘量生食新鮮潔淨的芽菜、有機蔬菜水果、核仁、種子、海藻類等，並熟食全穀的米、麥、豆等各種雜糧，另配合溫和的藥草及各種天然的保健飲料，秉持飲食清淡（少油、少鹽、少糖）的原則。力求食物多元化、多攝取自然食物的五顏六色，而以少量多餐的方式來進食。

酸鹼平衡的飲食原則

遵循中國傳統醫學的陰陽調和與酸鹼平衡的飲食原則，再參照各人的體質，選定對症食物，並視身體所需，漸次提高生食比例，按照疾病營養與飲食宜忌的要領，謹慎進食，使酸性的體質轉變為弱鹼性體質，恢復自癒能力，重建免疫系統，使人體得以防病抗癌，以臻健康長壽。

有機蔬果仍要清洗

有機栽培的農作物只是無化肥、農藥的顧慮，但其表面上仍可能存有灰塵、蟲卵與細菌，故不能因為是有機栽培的作物，就隨便清洗即進食。最近，報紙與電視曾報導一個家庭全家人長期吃有機蔬菜，並多採生食，結果竟然全家人均罹患腦膜炎，究其原因，便是因為未將有機蔬菜徹底洗乾淨，總認為有機蔬菜比較安全，隨意清洗就吃了，於是吃到菜葉表面所附著的細菌，以至發生腦膜炎，故凡是要生食蔬

果與其他各種食物，千萬要徹底洗淨，並加以滅菌後，才能夠放心地生食。

清洗有機蔬果及其他生食的食物，應採以下四個正確的步驟：

1. 先用清水將蔬菜、水果等食物，重覆洗3次。

2. 再用鹽水浸泡3分鐘。（若擔心泡鹽水會造成營養流失或其他疑慮，則可改用麵粉水、茶仔粉水）

3. 在水龍頭底下，將水打開，藉適當的水流將蔬果仔細地沖洗，或用軟毛刷加以刷洗，一面洗一面用水沖，表面的污穢才會盡除。

4. 最後準備一盆冷開水，加入白醋（如米醋之類）50c.c.，然後再將已沖洗過的蔬果在該醋水中泡洗過。

經以上四個步驟清洗過的有機蔬果，便可安心生食，若還擔心其中仍有細菌殘留，則臭氧機或高頻振盪洗淨機都是經過醫學界加以實驗分析，對殺菌與分解農藥具有相當功效。

如何實踐生機飲食？

凡事均要循序漸進，若是突然大幅度改變飲食內容，會讓身體一時適應不來，反引起一些不良反應，造成心理恐慌，若因此導致放棄、半途而廢，殊為可惜，故實踐生機飲食，不宜急進，應按照以下要領進行：

選擇一兩項較容易的飲食驗方，先做來試吃，待適應後，慢慢再增加其他項目，不要一次同時做太多種，造成心

理上的壓力。

　　葷食的朋友可由減少葷食開始，漸進到素食，再由素食漸進到生機飲食，慢慢提高生食比例，在三餐飲食中，逐漸搭配一些生食，諸如：苜蓿芽、果菜汁、精力湯、生菜沙拉與泡菜等。生食比例若能提高到50％以上，食療效果就會十分顯著。

　　要寫食療日記，詳細記錄(1)何時吃(2)吃什麼食物配方(3)吃後的反應如何(4)若有不良反應如何應變。

　　有病要調養身體，就應該要詳細記錄，謹慎進行，才得以迅速修正食療方向，方可避免重覆犯錯，能在最短時間內，找出最適合自己病情的調養食譜。

　　飲食調養可以從根本改善體質，但無法像吃西藥一般，立刻看到藥效發生，飲食調養總是要連續吃上3～6個月（視病情、體質而定），才可見到效果。但通常吃一個月後，便可自覺精神、體力有明顯好轉，症狀也減輕許多，只要持之以恆連續吃3～6個月，便會出現令人滿意的食療效果，總之，要有耐心，急不得。

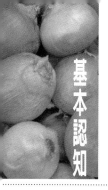

認識六大體質，選擇和你最速配的食物

人類體質可概分為六大類，隨著體質不同，食療配方也需做調整。我們應該勤寫食療日記，了解自己的身體症狀與體質，選擇對症食物，掌握保健先機。

對症食物隨體質而異

　　常發現有些食療的配方，別人吃時很有效，但到了自己吃時，就好像失效了，那是因為每人的體質、病情不同，一定要先針對自己的體質選擇對症的食物，調整食療配方，才會產生預期的食療效果。比方說：熱性體質要吃涼性食物，寒性體質要吃溫性食物；實性體質要吃瀉性食物；虛性體質要吃補性食物；燥性體質要吃潤性食物；濕性體質要吃利尿食物。又如疾病營養部分：心血管疾病要限油、限鹽、限膽固醇；痛風要限高嘌呤食物；腎臟病要限鉀、限磷、限蛋白質、限鹽；腫瘤要限油、限鹽、忌糖；糖尿病要限熱量、忌甜食等。

寫食療日記，了解自己的體質

　　若要將食療作得更徹底，除了依照體質、病情選擇對症食物外，更要勤於寫食療日記，記錄何時吃什麼食物？食物的配方？食後有什麼反應？發現身體有症狀時該如何作應變？若能詳細記錄每天飲食的點點滴滴，就能夠迅速又精確地找出最適合自己調養的食譜了，只要能夠按照這張食譜持

之以恆實行下去，身體的健康就很快會恢復的。

判斷體質應以最近發生的身體症狀來作判斷，譬如最近一星期身上發生酸、痛、癢、腫或其他症狀，然後去對照看看，究竟自己屬於哪一類體質？但有些人卻有困惑，因為發現身上有些症狀屬於熱性體質，如口乾舌燥，有的症狀卻屬於寒性體質，如手腳冰冷……等，於是就迷糊了，到底自己是屬於哪一類體質呢？其實，判斷體質並非我們的目的，真正的目的乃是要找出適合體質的對症食物，故假設有60％的症狀是屬於熱性體質，40％是屬於寒性體質，那麼就可下結論，目前的身體狀況是偏熱性體質，因此應該選擇涼性食物來進食調養，這個食療方向便不致於離譜。

虛性體質體弱多病，宜吃補性食物

虛性體質與寒性體質十分相似，其最大的特徵就是會流冷汗，列舉症狀如下：①體虛盜汗、手心常溼，晚上常流冷汗，②元氣不足，對病毒的抵抗力減弱，免疫力差，③臉色蒼白，行動無力。臨床上，體弱多病者多屬虛症。

虛性體質的人應該常選擇補性食物，補性食物可增進體力，恢復元氣，諸如：高麗參、紅棗、栗子、山藥、櫻桃、胡麻、糙米、小麥、蓮藕……等。我曾親自聽一位重症患者說，中醫師叫他每天泡1次高麗參，1次只用3片，每天沖泡沸水來飲用，這3片高麗參要連續泡飲3天，所以第2天味道比較淡，第3天就更淡了，平常放冰箱冷藏避免腐壞，竟然喝沒多久，臉色就變得十分紅潤。

虛性體質的人每天若能吃1次「山藥蓮子紅棗湯」，抵抗力就會逐漸增強，其中「山藥」尤其含有天然賀爾蒙的前驅物質，對中年以後的婦女幫助甚大。但是補性食物的攝取量

生機飲食對症調養

要節制，不可吃過量。筆者曾聽一位偏頭痛十餘年的婦人說，就是因為在某一天吃了太多的糖炒栗子，然後引發偏頭痛，一痛就是十幾年，所以奉獻大家經過煎炒的補性食物千萬要少量進食。

實性體質受便祕之苦，可吃瀉性食物

實性體質的特徵是：①身體缺乏排毒功能，即排便、排尿、排汗均有障礙；②內臟有積熱、鬱積大量廢物；③抗病力夠，對病邪仍具足夠撲滅能力；④體力充沛而無汗，經常便祕，尿量不多。臨床上，身體強壯初期的病症，多屬實症因實性體質的人體內有太多的廢物，故必須吃瀉性食物，讓體內大掃除，瀉性食物能幫助病毒排除體外，改善便祕，如：蘆薈、芹菜、傳統豆腐、蘆筍、香蕉、西瓜、鳳梨、蜜柑、蕃瀉葉、牛蒡等。

家父今年90歲，身體健朗，剛從大陸福建省旅遊回來，特別津津樂道：大陸同胞非常喜歡飲用「蘆薈湯」，只要身體不適，就馬上煮蘆薈湯當開水喝，很奇妙的是，很多症狀就這樣子消失了。此外，當我們自覺身體累積有太多廢物時，就應該趕緊喝「牛蒡生汁」來清腸，牛蒡要先刷洗乾淨，皮不要削，直接用分離式榨汁機來榨原汁，一次要榨出500～700c.c.，現榨現喝，喝後約兩小時就有便意，此刻就要趕快衝入廁所，否則會來不及，故上班時間不宜嘗試，會出洋相的。

溼性體質多痰腹鳴，多吃利尿食物

溼性體質的人不外乎如下症狀：①體內水分過剩，身體浮腫；②血壓高；③多痰；④常腹鳴；⑤經常下痢腹瀉，這

種體質就應該以利尿食物爲主，儘量少吃鹽，若是浮腫嚴重時甚至要禁鹽。

利尿食物諸如：冬瓜、大黃瓜、紅豆、薏仁、番茄、韭菜、石榴、葡萄、橘子、紫蘇、西瓜、魚腥草……等。筆者曾遇到一位嚴重浮腫的病友，建議他三天不吃鹽，以「紅豆薏仁」合煮當三餐的主食，然後，整天喝「利尿多瓜湯」，結果三天後浮腫便消失了。（「利尿多瓜湯」的作法請參照26頁。）

又如常煮「薏仁綠豆湯」，當作早餐，對那些手腳浮腫、脾胃虛弱、頭暈腦脹的人特別有幫助。有些銀髮族每天吃薏仁綠豆湯，然後搭配1杯檸檬水，在起床時喝1大杯（檸檬水的作法，是將1粒檸檬原汁稀釋於冷開水500c.c.中）。想不到僅僅是「檸檬水」搭配「薏仁綠豆湯」，連續吃一個月，竟然老人斑明顯的淡化了，讓這些銀髮族不僅消除手腳浮腫，尤其外表變得年輕許多，成了快樂的銀髮族，嘴巴都笑得合不攏。

燥性體質口乾舌燥，宜攝取潤性食物

燥性體質的人就是身體缺水，其特徵是：①體內水分不足，口渴體燥；②婦女月經量少；③經常便祕；④空咳無痰。

燥性體質的人應該多攝取潤性食物，潤性食物具有使體內水分保留之作用，如：蜂蜜、甘蔗、柳丁、茶、蘋果、梅子、牛乳、桃、柚子……等。其中的甘蔗味甘性涼，具清熱生津潤燥等功能，若煮成「甘蔗粥」，很適合老年人虛熱咳嗽、口乾舌燥等症。甘蔗粥的煮法很簡單，先將甘蔗榨汁，然後甘蔗汁與糙米同煮，可當早餐食用；也可煮成「甘蔗馬

Organic Meals Make You Healthy

蹄飲」，即將甘蔗削皮剁成小塊，與適量的荸薺，一起加水煎煮成汁，然後當茶水頻飲，對燥性體質甚有幫助。

蜂蜜被譽為百花之精，是一種四季老幼皆宜的滋補佳品，可烹調「蜜汁茄子」，有助於潤肺止咳。準備茄子半斤、蜂蜜一兩，先將茄子洗淨去蒂斜切，入鍋加水旺火燒開，文火再煮15分鐘，關火降溫後加進蜂蜜拌勻即可進食。若長年久咳則可進食「蓮藕羹」，首先選購一大條蓮藕，洗淨後用分離式榨汁機榨出原汁，另準備紅棗10粒與枸杞子20餘粒先加水300c.c.入鍋大火煮滾，小火續煮10分鐘，然後再將蓮藕原汁徐徐倒入鍋內，不停攪拌至黏稠，即可關火。降溫後加蜂蜜，即可趁熱享用，十分香甜可口，對咳嗽有效。

另在非蓮藕盛產季節，則可採用純正的蓮藕粉，與紅棗、枸杞、糯米、蜂蜜合煮成「止咳蓮藕粥」，更是潤喉的好點心。

熱性體質臉色潮紅，宜攝取涼性食物

熱性體質，其身體症狀的表現諸如：①腺體亢進、身體機能代謝活動過度、易興奮緊張，指尖發抖、發燒，如甲狀腺亢進，嚴重時會心跳加速、眼睛凸出；②常口乾舌燥、嗜喝冷飲；③顏面潮紅、眼睛充血、身體易上火發炎；④常便祕、尿量少而色黃；⑤婦女生理週期常提早。

熱性體質的人應該多攝食涼性食物，涼性食物對生理機能具有鎮靜及清涼消炎作用，適合熱性體質者吃，可改善其不眠、腫脹及炎症，如：綠豆、海帶、西洋參、梨、菱角、芒果、菊花、車前草、絲瓜……等，大多數的蔬菜水果以及青草類均屬涼性。

當自覺身體內火旺盛時，可進食「綠豆海帶冬瓜湯」，雖此三種材料搭配起來有點奇怪，但是降火消炎效果卻是一級棒。又如有些人患牙周病或滿臉長痘，這便是火氣大的典型症狀，此時若能早晚喝一杯「左手香柳丁汁」，不出五天就會看到明顯的改善，還有最常用的是「魚腥草茶」。魚腥草不僅是涼性能改善熱症，並且還享有「天然抗生素」的美譽，對以下的病症有所幫助：①血壓異常；②膀胱炎；③中耳炎；④鼻子過敏、鼻蓄膿、鼻竇炎；⑤便祕。魚腥草茶是非常有效的保健飲料，煮法十分簡單，請參照146頁。

寒性體質手腳冰冷，宜多吃溫性食物

寒性體質的身體症狀是：①身體機能代謝活動衰退、抵抗力減弱；②體溫不足、手腳常冰冷；③臉色蒼白、貧血怕冷；④精神委靡、行動無力；⑤常腹瀉下痢；⑥喜喝熱飲、尿量多而色淡；⑦婦女生理週期常過遲。

寒性體質的人應該多吃溫性食物，溫性食物能使身體生熱，機能興奮，增加活力，適合寒性體質者吃，可改善其衰退沉滯、貧血萎縮的機能，如：荔枝、當歸、薑、龍眼、大蒜、蔥白、杏仁、花生……等。常見一些寒性體質的人初嘗試果菜汁時，總覺得胃不舒服，當加入「薑汁」10c.c.以後，這杯混合薑汁的果菜汁就喝得很順利，又如有些人吃生菜沙拉，長期吃下來竟然手腳冰冷，其實只要以「糙米湯」搭配著喝，就不會造成體溫下降。糙米湯的煮法很簡單，不僅屬性溫熱，並且富含維生素E，對寒性體質的人幫助甚大。

適合體質	推薦餐名	材　料	做　　法
虛性體質	山藥蓮子紅棗湯	山藥3兩、蓮子6粒、紅棗10粒。	🍎先將山藥洗淨去皮切丁，蓮子去心。 🍎山藥丁與蓮子、紅棗一起入鍋，加水800c.c.旺火滾後，小火續煮30分鐘，煮至熟爛便可進食。
實性體質	蘆薈湯	蘆薈2片。	🍎將蘆薈削去邊緣的尖刺，連皮帶肉切成小段。 🍎加水2500c.c.，先旺火燒開，小火再煮20分鐘，濾渣便可飲用 🍎【叮嚀】喝不完要放冰箱冷藏，喝時要先回溫，不要喝冰冷的。
溼性體質	薏仁綠豆湯	薏仁150公克、綠豆50公克、黑糖酌量	🍎薏仁與綠豆洗淨後，約泡水2小時。 🍎泡水後將水倒掉，加入淨水1000c.c.，然後用電鍋或慢燉鍋來煮，若是在睡覺前開始煮，到次日清晨便已十分熟爛，滑潤黏稠，口感極佳。 🍎【叮嚀】不加糖吃比較符合保健原則，因為糖是酸性，若要吃甜，黑糖少量添加就好，不宜吃太甜。

適合體質	推薦餐名	材　料	做　　法
燥性體質	止咳蓮藕粥	紅棗5粒、糯米20克、枸杞20～30粒、老薑2片、蜂蜜1湯匙、水800c.c.、蓮藕粉2湯匙。	❦先將紅棗、糯米、枸杞、老薑、紅糖及水一起下鍋煮，先大火滾後，小火續煮30分鐘。 ❦將純正蓮藕粉2湯匙先用冷水調勻，慢慢倒入鍋內勾芡。待再滾時，便關火燜5分鐘即可。 ❦煮好降溫後加入蜂蜜，即趁溫熱進食。
熱性體質	左手香柳丁汁	左手香五片、柳丁汁150c.c.	❦先將左手香在鹽水中泡3分鐘，然後用冷開水沖洗乾淨。 ❦將柳丁榨出原汁150c.c.，再與左手香用果汁機攪拌勻即可。
寒性體質	糙米湯	糙米1斤	❦先將糙米下鍋，不加油直接用小火乾炒，要炒到米香撲鼻、米粒變黃裂開，約炒30分鐘即可。 ❦然後取適量已炒過的糙米，以1杯米8杯水的比例，入鍋先大火煮滾，小火再煮20分鐘，濾出的糙米湯富含維生素E，既香又營養，是溫性的保健飲料。

保健調養篇

Keep Illness Away

向惱人的 痛風 說BYE-BYE

痛風是種富貴病，

往往在夜晚發作，關節腫痛難當，

美食家和好酒君子最易受此病折磨，

平時注意飲食調養，

才可以高枕無憂。

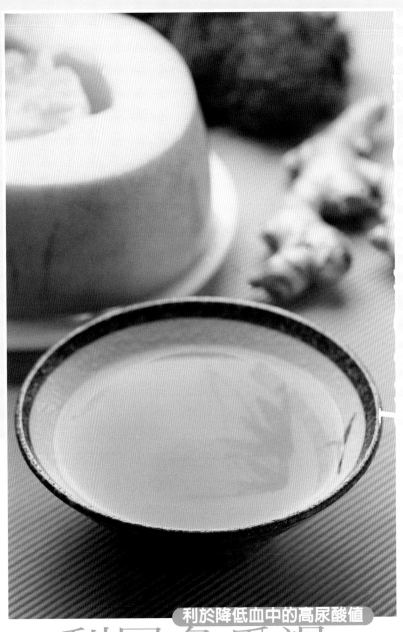

利於降低血中的高尿酸值

利尿冬瓜湯

痛風的認知

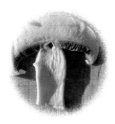

痛風是一種嘌呤代謝紊亂所引起的疾病，發病時間最常在夜晚，好發部位是在雙腳拇指的根部關節、腳腕、膝蓋、手肘、手指關節⋯⋯等，症狀是紅腫發熱，即使靜坐不動，都會產生劇痛，讓人欲哭無淚。

嘌呤與痛風

什麼是「嘌呤」？「嘌呤」常被稱為「普林」，是一種組成人體蛋白質的重要成分，主要來源為食物或由人體內合成。嘌呤分解以後形成尿酸，若是此刻不及時喝大量的水，讓尿酸由腎臟排到尿中，或由腸道排到便中，就會在體內積存過多，導致血液中尿酸值偏高，並進而析出結晶，沉積於腎臟形成結石，若沉澱於關節周圍或皮下，就發生痛風了。

防治痛風的訣竅

痛風是一種富貴病，尤其是美食家及酒量大的人最容易發生，因此飲食不當對痛風有直接影響，血液中呈現高尿酸者雖未必皆患痛風，但危機卻旦夕伴隨。防治痛風，除了消極地避吃高嘌呤食物外，更應積極地攝食能改善高尿酸症的飲食，諸如：「青木瓜綠茶湯」與「利尿冬瓜湯」，皆有助於降低血中的高尿酸值，二者宜輪流交替當日常飲料喝，每日至少喝1000c.c.；「檸檬蜜汁」與「地瓜葉蜜汁」均是強鹼飲料，添加寡糖有助於繁殖腸道中有益的雙叉桿菌，使排

泄順暢無礙，只要二者輪流交替喝，每天早晚各一杯500c.c.，便可有效改善高尿酸；「高鉀果菜汁」因含鉀豐富，有助於代謝尿酸，宜每日喝一杯500c.c.；「苜蓿芽營養湯」乃是強鹼食物，富含維生素與礦物質，若能每日喝一杯500c.c.，不僅有助於改善高尿酸，對整體健康的維護更是功效顯著，抗病力轉強，酸痛逐漸消失。

痛風食養要領

宜攝取鹼性食物▸▸如新鮮的蔬菜水果，因尿酸在鹼性液體中易於溶解及排出，而在酸性液體中易發生沉澱加重病情。

宜吃低熱量飲食▸▸痛風病人因嘌呤在體內堆積過多容易形成肥胖，若體重增加易加重病情，故必須少吃高脂肪、高糖類食物，多吃蔬菜水果。

宜吃低嘌呤食物▸▸五穀雜糧與蔬菜水果所含的嘌呤量，高低不等，儘量多吃低嘌呤食物，避開高嘌呤食物。

多喝水▸▸每天喝至少3000c.c.的水，以助尿酸的排泄，若胃正常者，常喝檸檬水（1粒檸檬原汁，稀釋於冷開水500c.c.），改善痛風的效果，最是明顯。

吃櫻桃▸▸櫻桃有助於降低尿酸，對痛風有效，宜每天吃1台斤，吃7天停1天。

痛風禁忌事項

禁食▸▸健素糖、啤酒酵母……等酵母類食品。

禁食▸▸黃豆、黑豆、綠豆、紅豆……等原豆類。

禁食▸▸草菇、香菇、洋菇……等菇菌類。

少吃▸▸蘆筍、紫菜、銀耳、腰果、優酪乳……等高嘌呤食物。

忌▸▸飲酒。

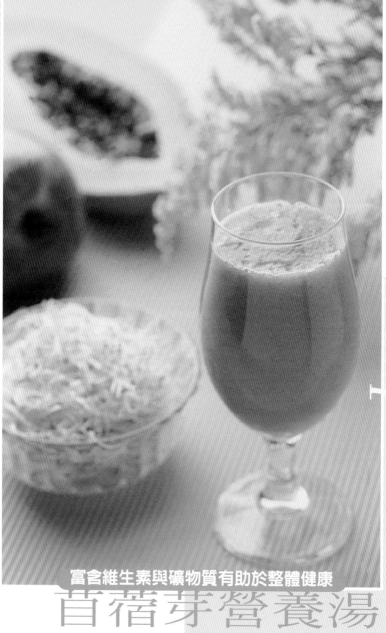

富含維生素與礦物質有助於整體健康

苜蓿芽營養湯

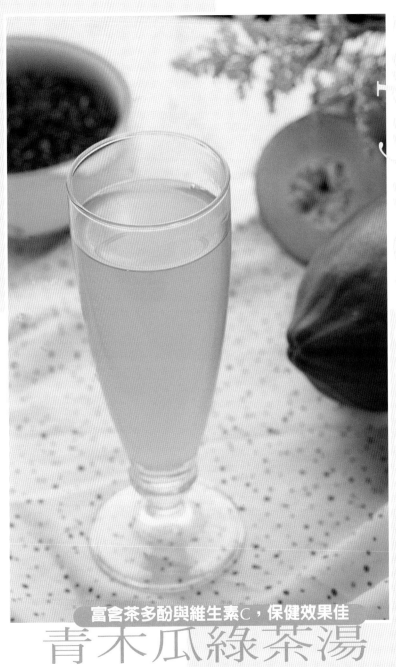

富含茶多酚與維生素C，保健效果佳

青木瓜綠茶湯

生機飲食DIY

利尿冬瓜湯

材料

冬瓜1大片（約6公分厚）、老薑4薄片、老玉米鬚20公克。

作法

冬瓜皮、冬瓜肉與冬瓜子先用刀切分開，再將冬瓜子切碎。

老玉米鬚洗淨後，與冬瓜皮、冬瓜肉、冬瓜子、老薑一起放入鍋內，加水1200c.c.，大火滾後，小火續煮40分鐘，濾渣後，可喝湯並吃冬瓜肉。

叮嚀

老玉米鬚可到中藥房買。冬瓜子有利尿成分，故須用刀切碎，以利營養釋出。

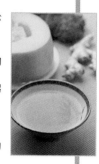

青木瓜綠茶湯

材料

青木瓜1個、綠茶10公克。

作法

取未成熟的青木瓜1個，洗淨去子，不削皮切成薄片。

青木瓜片與綠茶10公克放入鍋內，加水1200c.c.，大火滾後，小火再煮40分鐘，濾渣後即可飲用。

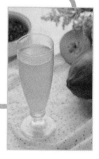

苜蓿芽營養湯

材料

苜蓿芽1碗、木瓜1/2條、蘋果1個。

作法

木瓜先去皮去子切成小塊，蘋果洗淨後削皮切丁。

將苜蓿芽、木瓜塊與蘋果丁一起放入果汁機，再加冷開水（水量淹過所有材料即可），攪拌均勻即可飲用，要現作現吃。

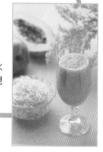

檸檬蜜汁

材料

檸檬1粒、寡糖30c.c.。

作法

檸檬洗後榨出原汁。

檸檬汁與寡糖30c.c.以冷開水500c.c.調和,即可飲用。

加值配方

若用礦泉水代替冷開水,效果更好。

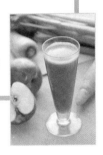

高鉀果菜汁

材料

胡蘿蔔1條、大芹菜2片、蘋果1個。

作法

蘋果削皮切塊、胡蘿蔔洗淨後切成條。

將蘋果塊、胡蘿蔔條、大芹菜等一起用分離式榨汁機榨出原汁,即可趁鮮飲用。

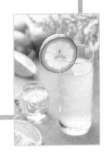

地瓜葉蜜汁

材料

地瓜葉30公克,寡糖30c.c.。

作法

地瓜葉去梗只留葉片,洗淨後加冷開水500c.c.,用果汁機攪拌均勻。

濾渣後加入寡糖30c.c.,拌勻即可。

加值配方

若用礦泉水代替冷開水,礦物質豐富,效果會更好。

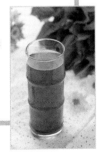

痛風

Honey Lemonade

Yo Health

酸酸甜甜，改善痛風的效果最是明顯

檸檬蜜汁

高鉀果菜汁

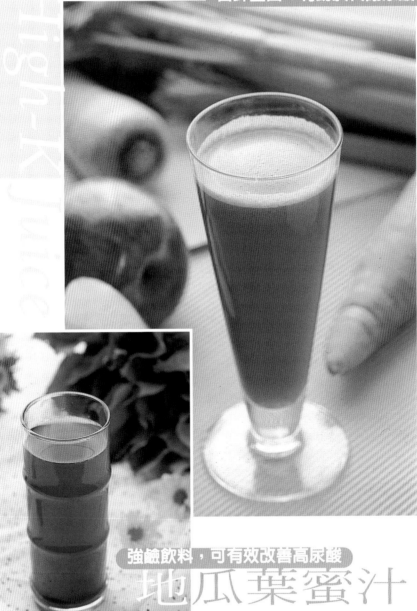

High-K Juice

強鹼飲料，可有效改善高尿酸

地瓜葉蜜汁

Juice of Sweet Potato Leaves

痛風

29

養生常識Q&A

Q 何謂尿酸正常值？

A 尿酸的正常值，男性為3.5-6.5mg/dl，女性為3.0-5.5mg/dl，超高便屬異常。男性一般比女性高，但女性過了更年期後會接近男性的值，尿酸值的診斷會因飲食、運動、測定時的體位，而產生0.5-1.5mg/dl的差異。

Q 痛風患者為何不宜服用人參？

A 因為痛風患者服用人參是一種浪費，人參是珍貴藥材，價格昂貴，但痛風患者體內尿酸較高，會破壞人參中的主要成分，使得人參失去滋補作用，殊為可惜。

Q 嘌呤指數知多少？

A 高嘌呤食物是痛風患者的禁忌，中嘌呤食物對急性期的痛風患者，仍是不宜進食，但對慢性期或間歇期的痛風患者則可少量攝食；低嘌呤食物便無禁忌，可任意選用，但食量仍需節制。

高嘌呤食物包括：

- 各種含酵母的乳酸飲料，如：養樂多、健健美、優酪乳等。
- 草菇、香菇、洋菇等菇菌類及蘆筍。
- 動物內臟類、肉類製品、海產類及紫菜。

☙黃豆、黑豆。

☙啤酒酵母、健素糖。

中嘌呤食物包括：

☙花菜、菠菜、四季豆、黃豆芽、金針菜及筍乾。

☙糙米、全麵麵粉、燕麥粒等全穀類。

☙豆漿、豆花、豆腐、味噌等大豆製品。

☙扁豆、蠶豆、豌豆、紅豆、綠豆等。

☙花生、腰果、芝麻、白木耳、海帶等。

低嘌呤食物包括：

☙牛奶及其製品。

☙新鮮的蔬菜水果（大部分屬低嘌呤）。

☙非全穀的米飯、麵食、米粉、通心粉、糯米製品等。

☙蛋及魚卵。

☙杏仁、核桃、栗子、黑木耳、紅棗、黑棗等。

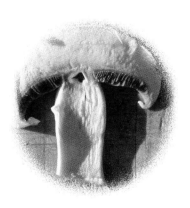

擺脫高血壓的陰影

高血壓有如不定時炸彈，

它的併發症會造成

半身不遂甚至致命，

飲食清淡，保持平靜心情，

才能避免引爆危機。

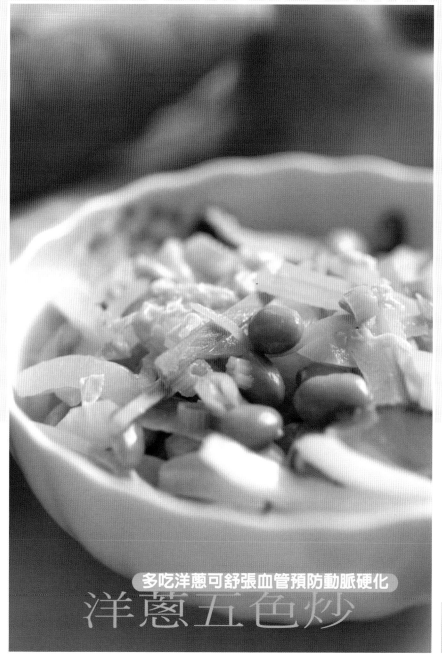

Onion Plate

多吃洋蔥可舒張血管預防動脈硬化

洋蔥五色炒

高血壓的認知

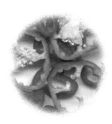

氣溫驟降，很容易引起高血壓，依據「世界衛生組織」所公佈的診斷標準，只要是收縮壓超過160mmHg，或舒張壓超過95mmHg，便是高血壓，若收縮壓在140以下，舒張壓在90以下，則屬正常血壓，在這兩種之間（即收縮壓在140-160，舒張壓在90-95）可能正常也可能不正常。

併發症危險高

高血壓之可怕在於其併發症，因高血壓造成生命危險最常見的原因有：鬱血性心臟衰竭、尿毒症、腦出血等，這些併發症的發生，不是造成生命垂危，便是半身不遂。

飲食清淡，病症不發作

高血壓患者千萬不可大意，除了定時就醫診療外，應保持心情穩定，避免過於激動，菸酒最好能戒除。同時也要調整日常飲食。

吃的方面➡少吃油膩的動物肉及動物油，其他高脂肪食品也應避免。禁食高膽固醇類食品。調味時用鹽要謹慎，愈清淡愈好，改用糖、醋調味較安全。多吃清淡、富含纖維的蔬果海藻，保持腸道通暢，便於清除邪熱。

喝的方面➡每日飲料勿少於2500c.c.，少喝濃茶或咖啡，多喝菊花茶、清茶或魚腥草茶（用乾的魚腥草2兩，加水1000c.c.，熬煮20分鐘即可）。小麥草原汁對降壓甚有幫助，每日可喝30-50c.c.，喝後若有反胃現象，可配食番石榴或柳丁。

Organic Meals Make You Health
生機飲食對症調養

吃「醋」降血壓

食用醋可以降低血脂、軟化血管，使血管保持彈性，花生含有豐富的蛋白質、不飽和脂肪酸，及鋅、鈣、鉻等微量元素，可有效改善心血管的功能，故醋泡花生，對高血壓患者十分有益。

醋泡花生的做法很簡單，將食醋半斤裝瓶，放入花生半斤，使花生全部浸於食醋中，密封浸漬一週後食用。每晚睡前取醋泡花生40粒嚼服，連吃兩週，即見效。

從三餐著手改善體質

平日三餐若能常吃清熱雜糧粥、洋蔥五色炒、紫菜豆腐羹，血壓就會比較平穩，若能再加上苜蓿芽生菜沙拉與胡蘿葡蔬果汁，那更是神清氣爽，不僅血壓不高，其他病痛說不定也跟著消失無蹤呢！

高血壓食養要領

三餐吃降壓菜餚。食用植物性油脂。調味宜清淡，少放鹽。多補充水分，喝降壓飲料。纖維蔬果宜多吃。多吃「醋」，降低血脂、軟化血管。

高血壓禁忌事項

禁食▸▸高膽固醇類食物。

少吃▸▸高脂肪。

少近▸▸菸酒。

少喝▸▸咖啡、濃茶等刺激性飲料。

忌▸▸情緒激動、暴怒。

清熱雜糧粥

溫潤降火，令人神清氣爽

Organic Gruel

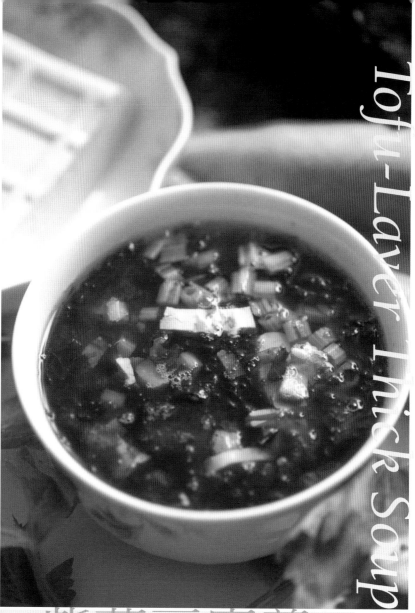

紫菜豆腐羹

紫菜含碘豐富，可有效去除膽固醇

生機飲食DIY

洋蔥五色炒

材料
洋蔥1/2個、毛豆2匙、胡蘿蔔1/2條、香菇3朵、新鮮豆皮1/2塊、小芹菜2枝、橄欖油1/2匙。

作法
先將橄欖油1/2匙入鍋燒熱，洋蔥切絲、胡蘿蔔刨絲、香菇泡軟切絲、新鮮豆皮切絲與毛豆一齊下鍋，加醋、糖調味後炒熟。

小芹菜切成細末，倒入鍋內即關火，稍加炒拌即可起鍋。

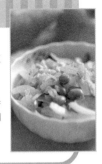

清熱雜糧粥

材料
綠豆2匙、燕麥仁4匙、海帶芽1/2匙、香菇3朵、小芹菜2枝、胡蘿蔔1/3條、馬鈴薯1個、玉米粒2匙。

作法
香菇洗好，泡軟切成絲，胡蘿蔔與馬鈴薯均削皮切丁、海帶芽泡軟。

將上項材料與綠豆、燕麥仁、玉米粒一齊下鍋，加水適量（至少1000c.c.），大火滾後小火續煮45分鐘，關火後將小芹菜切末撒入，即可起鍋進食。

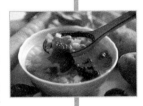

紫菜豆腐羹

材料
紫菜1/2張、傳統豆腐1方塊、小芹菜2根、胡蘿蔔1/3條、蓮藕粉2匙、黑糖1/3匙、米醋1匙。

作法
(1)紫菜1/2張撕碎後洗淨，傳統豆腐切成小丁，胡蘿蔔1/3條也切成小丁。

(2)將以上材料加水3碗，並調入黑糖1/3匙，大火滾後，小火續煮15分。

(3)將純正蓮藕粉2匙，冷水調勻後，趁熱入鍋勾芡，再滾時即關火燜1分鐘。

(4)起鍋倒入碗中，待降溫後，小芹菜2根切丁與米醋1匙同時倒入拌勻，即完成。

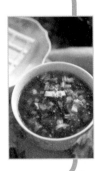

胡蘿蔔蔬果汁

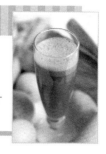

材料
胡蘿蔔1條、大芹菜2片、青江菜10葉、檸檬1粒。

作法
將胡蘿蔔、大芹菜、青江菜、檸檬洗淨後,用分離式榨汁機榨出原汁,要現榨現喝,對降血壓有顯著的功效。

香菇海帶水

材料
海帶2寸長、香菇2朵

作法
購回的香菇與海帶必須在強烈陽光下曝曬兩天,以達到殺菌目的,曝曬後放入瓶內密封冷藏。

海帶不論寬窄,取2寸長,先將表面白色粉末洗掉,香菇洗淨,二者一起放杯中,沖入250c.c.的溫開水,浸泡5～8小時即可。

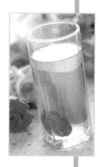

飲用方法
當天晚上將香菇海帶水備好,放置在床頭櫃上,隔天清晨一起床,第一口水先漱口吐掉,而後全部喝完才可。

叮嚀
香菇屬高嘌呤食物,痛風患者不宜多食。

四菇鮮湯

材料
香菇2朵、草菇5朵、洋菇5朵、金針菇適量,胡蘿蔔1/4條、小芹菜3株、海鹽、橄欖油

作法
香菇洗淨,用溫開水泡軟後切絲。金針菇切小段,草菇與洋菇切半,胡蘿蔔削皮切丁,小芹菜去葉切末。

所有材料放入鍋內,加水煮至熟爛,以少許海鹽調味,起鍋後添加數滴橄欖油可進食。

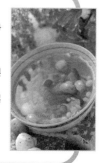

叮嚀
菇類是高嘌呤食物,尿酸高的人不宜多吃。

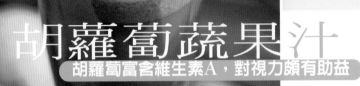

胡蘿蔔蔬果汁

胡蘿蔔富含維生素A，對視力頗有助益

長期飲用，有助於
改善高血壓與動脈硬化

香菇海帶水

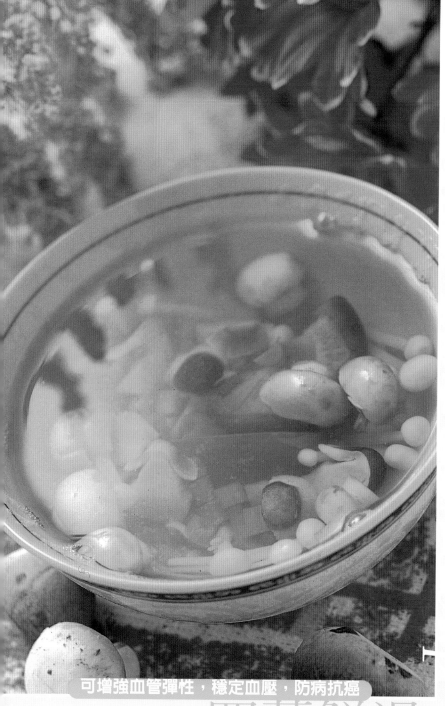

可增強血管彈性，穩定血壓，防病抗癌

四菇鮮湯

養生常識Q&A

Ⓠ 如何測量正確的血壓值？

Ⓐ 血壓隨時都在變動，和抽菸、情緒都有關係，因此量血壓前至少30分鐘不要抽菸。若是遇有情緒起伏不定時，量血壓的次數最好頻繁一點，為了便於比較，最好每次量血壓的時間，都在一天之中的同一時段。

Ⓠ 哪些蔬果富含纖維質，利於保持腸道通暢，清除邪熱？

Ⓐ 芹菜、苦瓜、菠菜、高麗菜、枇杷、桑椹、蘋果、香蕉、葡萄柚、海帶、紫菜……等，

Ⓠ 芹菜為什麼可以降血壓？

Ⓐ 根據芝加哥大學的研究，證實芹菜含有特殊的成分，可以使血管放鬆，以及緩和與壓力有關的賀爾蒙，芹菜的含鈉量雖較一般蔬菜多，但遠少於加工食品，故為了降血壓，可以多吃芹菜。

Ⓠ 為什麼番石榴有助於降血壓？

Ⓐ 一天吃2～3斤的番石榴，可相對的使鹽、油脂和熱量的攝取減少，此外番石榴含有鉀，有助於降低血壓，亦含有豐富的可溶性食物纖維，可降低血中膽固醇，故常吃新鮮的番石榴，血壓就會比較穩定。

Q 海帶和香菇對人體有何益處？

A 海帶是強鹼食品長期食用可改善病態的酸性體質，並降低血中膽固醇。菇類不僅味美鮮甜，並可預防動脈硬化，尤其具有多醣體，不但可增強免疫力，還能抑制癌細胞成長。

高血壓患者選擇低鹽食物的方法

🌱 去餐館吃飯，可請廚師將鹽或醬油減半。

🌱 不要吃西式食物（如漢堡、炸雞、薯條……等），這些食物都含有高量的鈉鹽。

🌱 點中餐時，不宜選擇含有豆鼓、豆瓣、榨菜、酸菜、雪裡紅、蠔油、梅乾菜……等的菜餚。

🌱 不要點濃湯，如：榨菜湯、酸辣湯。

🌱 少用沙拉醬，大半的醬料都含有高鹽分。

🌱 食物不要加上淋汁，如：肉汁、肉燥、烤肉醬、烏醋……等。

🌱 少用調味料，如：番茄醬、芥末、醬油、胡椒鹽、牛排醬……等。

🌱 到自助餐館，可先盛一碗清湯或開水，將太油過鹹的食物在清湯或開水中清洗一下再吃。

活化造血機能，告別

女性平常多吃含鐵食物

並攝取補血的營養素，

活化身體造血機能，

就無須擔心貧血，放心吃素。

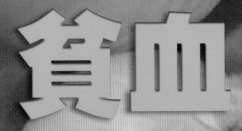

貧血

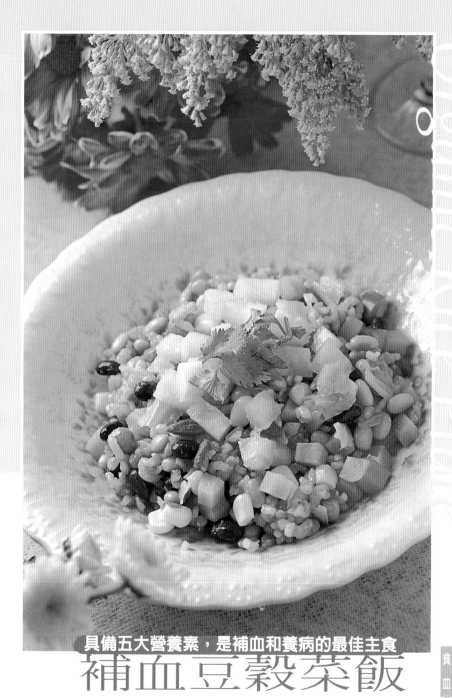

具備五大營養素，是補血和養病的最佳主食

補血豆穀菜飯

貧血的認知

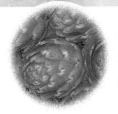

貧血時常發生在女性身上，症狀有倦怠、站立不穩、耳鳴等現象。長期貧血容易造成細胞衰弱引起病變，可能導致罹患腫瘤。

貧血會導致供氧不足

血液是血球和流動的血漿所構成，血球又分為紅血球、白血球、血小板，紅血球內含有紅色的血紅素，血紅素具有容易和氧結合的特性，專司輸送氧氣到全身。一個體重50公斤的成年人，其體內約有4公升的血液，紅血球的數量男性約有五百萬個，女性則約四百五十萬個，當體內血液中的所含的紅血球或血紅素數量減少時，稱為貧血。

貧血時因為氧氣的組織供應會減少，所以人體會感到疲倦站立不穩，發生耳鳴，而且爬樓梯或拿重物時，會急促喘氣，產生強烈的心悸，若貧血的現象持續太久，指甲會變扁平或翹起，呈匙狀指甲。尤其要注意的是，人體若長期因貧血而導致組織供氧不足，就容易造成細胞衰弱引起病變，近年來罹患腫瘤的人數激增，腫瘤在醫學界已被證實為厭氧性，故人體愈是缺氧，腫瘤便愈容易發生。

攝取造血營養素

女性常見貧血，臉色蒼白四肢乏力，突然起立或起床，便會昏天暗地，此刻身體亟需補充就是補血的營養素，但只吃含鐵豐富的食物還不夠，應同時要攝取維生素B群，特別是維生素B12，其他還有葉酸、維生素A、維生素C、維生素D……等，都必須均衡攝取到，身體才能夠順利造血。

Organic Meals Make You Healthy

生機飲食對症調養

從飲食著手，活血強身

倘若發現自己有貧血，就應迅速改善三餐飲食，如：三餐的主食應改吃「補血豆穀菜飯」或「補血雜糧粥」，並常配食一盤「紅鳳什錦菜」，即將蓮藕、黑木耳、嫩薑⋯⋯等切絲或切片，加入味噌調味與紅鳳菜合炒，餐前可先喝一碗「金針髮菜湯」，在空腹時再吃一盤「酸乳酪水果點心」，尤其在睡前若能調製「三合一蜂王漿」服用，不僅能活化身體造血機能，更可美化肌膚，延遲老化。

貧血食養要領

宜多吃➠紅棗、龍眼乾、黃耆、當歸、金針、蘿蔔乾、小麥草、苜蓿芽、蛋、啤酒酵母、黃豆、糖蜜、甜菜、甘藍菜、芥菜、蕪菁、大黃瓜、萵苣、大白菜、胡蘿蔔、香菜、麵筋、全穀、酸乳酪、海藻、米麩、奶品、青椒、青菜花、草莓、橘子、柿子、油菜花、小麥胚芽⋯⋯等。

吃全素者，特別要多吃➠酸乳酪、海藻類、糖蜜、啤酒酵母。

宜多喝➠黃耆紅棗枸杞湯，加當歸兩片更佳。

宜用➠鐵鍋炒菜、煮湯、熬稀飯；鐵鍋的鐵是一種無機鐵，極容易被人體吸收，有助於改善缺鐵性貧血。

宜常吃➠含鐵、維生素C的食物和多喝醋；維生素C和食用醋均能促進鐵被人體吸收。

貧血者禁忌事項

忌飲酒➠若平日少吃蔬菜者，體內缺乏葉酸，再喝酒過量的話，便容易造成貧血。

忌精緻加工食品類➠如：罐頭、醃製品、西點麵包、蜜餞、香腸⋯⋯等，否則容易造成缺鐵性貧血。

忌偏食➠很多含鐵豐富的食物，特別是綠葉蔬菜，常因偏食而不吃，造成缺鐵性貧血。

忌喝濃茶➠因濃茶中含有過量鞣酸，會使鐵變成不溶性的鐵，從而影響鐵的吸收，喝淡茶無妨，但濃茶則不宜。

忌不積極治療胃病➠若有胃病，則消化機能必然較差，食物即使吃得豐富，也無法吸收，要改善貧血，首先要將胃病治好。

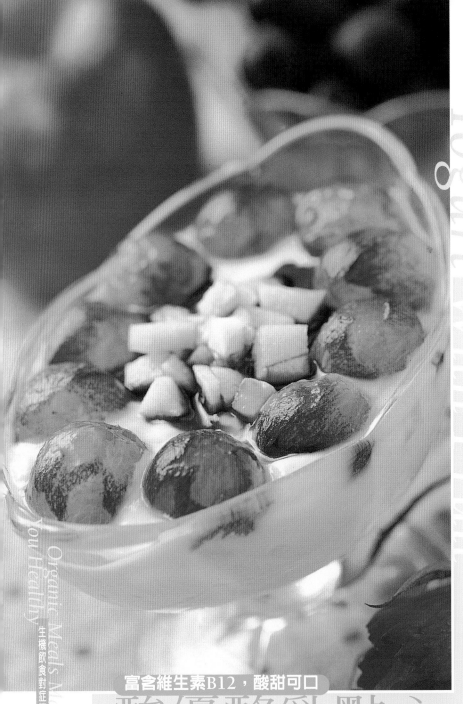

Organic Meals Make
You Healthy

生機飲食對症調養

富含維生素B12，酸甜可口

酸優酪乳點心

補血雜糧粥

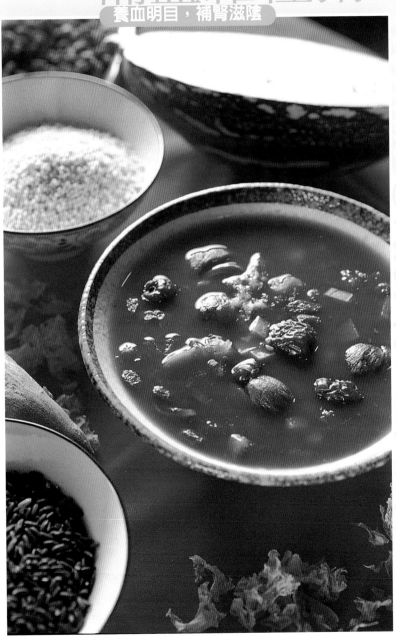

養血明目，補腎滋陰

生機飲食DIY

補血豆穀菜飯

材料

黃豆、黑豆、豌豆、糙米、大麥、小麥、小芹菜、香菇、高麗菜、玉米粒、胡蘿蔔、蘿蔔乾、海茸、香菜、鳳梨、馬鈴薯、青椒、枸杞子。

作法

(1)先將黃豆、黑豆、豌豆……等豆類的總量，與糙米、大麥、小麥……等穀類的總量，以豆1穀4的比例先量好、洗淨，再用滾燙的水浸泡30分鐘（1杯豆穀約用1.2杯的水），然後不要換水直接放入電鍋蒸煮，外鍋用2杯水（用量米杯），共蒸煮2次即熟爛。

(2)馬鈴薯、胡蘿蔔先去皮切丁，用電鍋先蒸15分鐘。

(3)將其他材料酌量切成丁，與已熟的馬鈴薯、胡蘿蔔一齊下鍋用少量油、鹽炒熟。

(4)將豆穀飯打散，下鍋炒勻，關火後再加新鮮鳳梨丁、香菜拌勻後，即可起鍋食用。

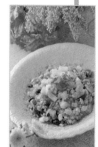

叮嚀

尿酸值偏高的人，可將其中的豆類與菇類減少或去除，以免食後反讓尿酸值升高。

補血雜糧粥

材料

黑糯米150公克、紅棗10粒、桂圓少許、蓮子10粒、白木耳5朵、枸杞子1湯匙、黑芝麻粒1/2湯匙。

作法

全部的材料加水600c.c.可用電鍋蒸煮，外鍋用1杯水（1杯約150c.c.），待開關跳起後，再加兩杯水蒸煮第二遍，開關再跳起時，再燜1小時即熟爛。

叮嚀

因味甜又屬粥類，胃酸過多的人不宜多吃。

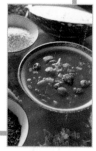

酸乳酪水果點心

材料

酸乳酪、葡萄、蘋果、糖蜜。

作法

將葡萄20餘粒洗淨去皮,蘋果1/2個削皮切丁,與酸乳酪(即優酪乳)1瓶、糖蜜1湯匙搭配進食。

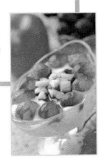

金針髮菜湯

材料

胡蘿蔔、金針菜、髮菜、豆腐、菠菜、蓮藕粉。

作法

胡蘿蔔刨絲、豆腐切小方塊,與金針菜、髮菜加水下鍋合煮,滾後小火續煮20分鐘。

再加入菠菜與少許粗鹽、麻油、醬油調味,續煮3分鐘,最後將蓮藕粉先用冷水調勻,趁熱勾芡入鍋即可。

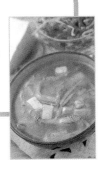

三合一蜂王漿

材料

蜂王漿(又名蜂王乳)、花粉、蜂蜜。

作法

蜂王漿1小匙(約3公克)與花粉1中匙(約8公克)、蜂蜜1湯匙(約20c.c.),將三者調入冷開水500c.c.之中拌勻。

叮嚀

平常蜂王漿要放冰箱冷凍保存。

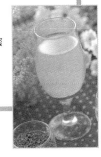

貧血

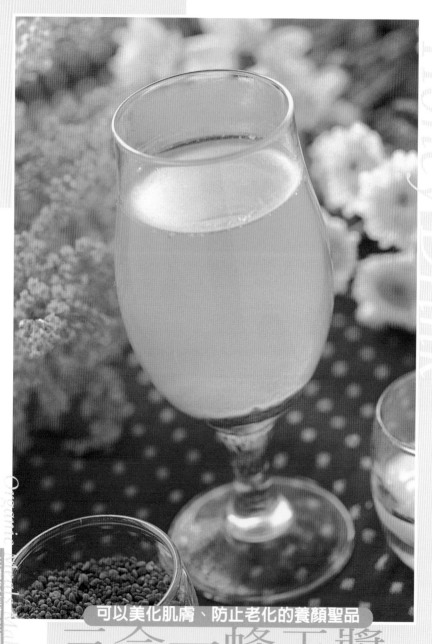

可以美化肌膚、防止老化的養顏聖品

三合一蜂王漿

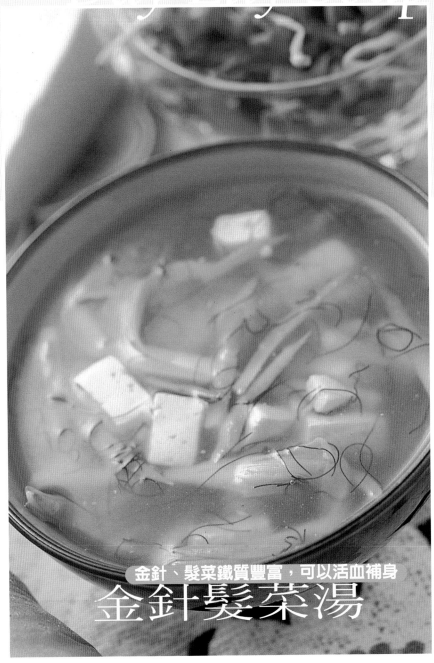

Day Lily Soup

金針、髮菜鐵質豐富，可以活血補身

金針髮菜湯

養生常識Q&A

ⓠ 補血豆穀荣飯對健康有何幫助？

ⓐ 補血豆穀荣飯採用18種材料調製而成，具備五大營養素，不論補血或養病，均是最佳主食。

ⓠ 補血雜糧粥對健康有何幫助？

ⓐ 補血雜糧粥所添加的材料，均能養血明目，補腎滋陰，而且材料多元化，可充分提供完全蛋白質與其他各種微量元素，是改善貧血的理想食物。

ⓠ 服用鐵劑時，飲食上該注意什麼？

ⓐ 口服的補血鐵劑，會刺激胃黏膜，產生不良影響，故應於飯後半小時內服用，而且盡量不要喝茶，因茶中的鞣酸，會與鐵結合成鞣酸鐵，而喪失了補血的效果。也不要與牛奶一起服用，牛奶會妨礙鐵劑的吸收效果。

且應該減少含植酸和草酸的食物，如啤酒、可可、豆腐、花生醬……等，以免與鐵劑形成複合體，而降低其吸收率。但多吃枸櫞類水果和果汁，如橘子、柳丁、檸檬……等，因含豐富的維生素C，可增加鐵質的吸收。

ⓠ 在什麼年齡或階段，最容易患貧血？

ⓐ 一般在學齡前、青春期及哺乳期的婦女，缺鐵性貧血最容易發生，因為嬰兒及學齡前的幼兒，其血液體積正快速增加，青春期的少年正逢發育期間，生長迅速，消耗

量大，尤其初臨經期的少女，若在飲食中不能大量攝取鐵質和蛋白質，就很容易導致貧血。

富含補血營養素的食物

富含鐵質➡➡的食物，如：金針、糖蜜、黑豆、甘藍菜、菠菜、髮菜……等。

富含維生素B12➡➡的食物，如：海藻類、酸乳酪、米麩、奶品、自然發酵的泡菜……等。

富含葉酸➡➡的食物，如：深綠色蔬菜、根莖類蔬菜、豆類、小麥草、香菇、橘子、番茄……等。

富含維生素A➡➡的食物，如：黃綠色的蔬菜與水果，如胡蘿蔔、菠菜、馬鈴薯、甘藍菜、芥菜、蘆筍、番茄、木瓜……等。

富含維生素C➡➡的食物，如：青椒、葡萄柚、蘋果、奇異果、葡萄、檸檬、苜蓿芽、番石榴……等。

富含維生素D➡➡的食物，如：奶油、奶品、乾香菇（日曬過）、蛋……等，只要常曬太陽，人體也會自行產生維生素D。

Organic Meals Make
You Healthy

向 腸胃病 下逐客令

節制口腹之慾，
拒絕油膩煎炸食物，
腸胃自然就不會發生
發炎、潰瘍的症狀。

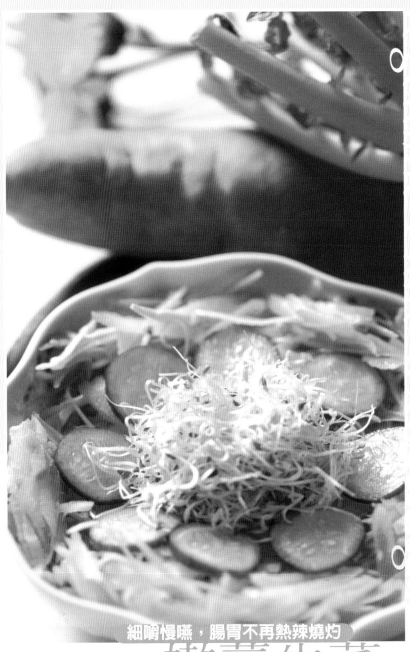

細嚼慢嚥，腸胃不再熱辣燒灼

嫩薑生菜

腸胃病的認知

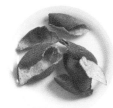

暴飲暴食，講求美食，容易導致腸胃方面的毛病。遇有潰瘍、疼痛的症狀發生，除了就醫探求病因之外，最好還能從飲食下手，整治腸胃，避免症狀惡化。

飲食不節制，腸胃易不適

享用大餐若無忌口，多吃一些油膩煎炸或精緻加工食物，便容易導致胃腸不適；若不及時節制，並用適當飲食加以調養，恐怕就會造成胃腸發炎甚至潰瘍了。有病痛當然應先找醫生診療，但若是能同時配合飲食的調養，便能更快擺脫病痛的折磨。

胃炎

胃炎最容易發生，這是胃內側黏膜發炎的疾病，依發炎的時間長短分爲急性胃炎與慢性胃炎，通常多是因暴飲暴食，常吃不易消化的食物，或常喝過熱、冰冷的湯飲，及不規律的飲食習慣所引起。

而情緒惡劣或長期服用不當的藥物，抽過多的香菸，吃過量的辣椒、大蒜、胡椒等刺激性食物，嗜喝濃咖啡或烈酒等，均可能導致胃炎，如果未能及時改善飲食習慣，便會持續惡化。

利於腸胃的飲食

當胃酸過多時，應立即喝「海帶薑湯」，可以中和胃

Organic Meals Make You Healthy

生機飲食對症調養

酸；當胃腸發炎時，最好三餐以麵食為主，尤其吃「苦茶油麵線」配上一盤「嫩薑生菜」，最為舒服。

若能輪流交替喝「高麗菜生汁」與「馬鈴薯生汁」，即前兩天連續喝高麗菜生汁，一天喝一次，一次150c.c.，接著後兩天改喝馬鈴薯生汁，也是一天喝一次，每次150c.c.，只要持續輪流喝上一個月，胃腸不適就不知不覺消失了！

倘若發生胃腸出血的嚴重狀況，除了迅速就醫外，喝「高麗菜生汁」與「蓮藕生汁」，是止血的最佳輔助方法，每隔兩小時喝一次高麗菜生汁或蓮藕生汁，一次150c.c.，二者輪流交替喝，效果出奇地好！若買不到蓮藕，只喝高麗菜生汁，效果仍然十分顯著。

胃腸病的食養要領

調味宜清淡→多用蒸、煮的烹調方式，少用煎、炸。

勾芡→食物常用地瓜粉、太白粉或蓮藕粉，加以勾芡，使滑潤不傷胃腸。

多吃麵食→胃酸過多者，宜以麵食為主，可生吃白蘿蔔絲，緩和胃酸。

胃病有嘔吐反胃者→宜食韭菜、薑、百合、甘蔗、梨、白蘿蔔。

選擇易消化的食物→如白菜、包心菜、馬鈴薯、山藥、豆腐、白蘿蔔、胡蘿蔔、南瓜……等。

宜戒憂愁、恐懼、憤怒→經常處於不愉快的精神狀態時，大腦和神經系統便會呈現高壓緊張，而導致胃腸蠕動減弱，胃內的容物滯留、刺激分泌大量胃酸，酸蝕胃壁易形成潰瘍。

宜常洗熱水澡→洗熱水澡能抑制胃酸分泌，緩和胃痛，且能增進食慾。

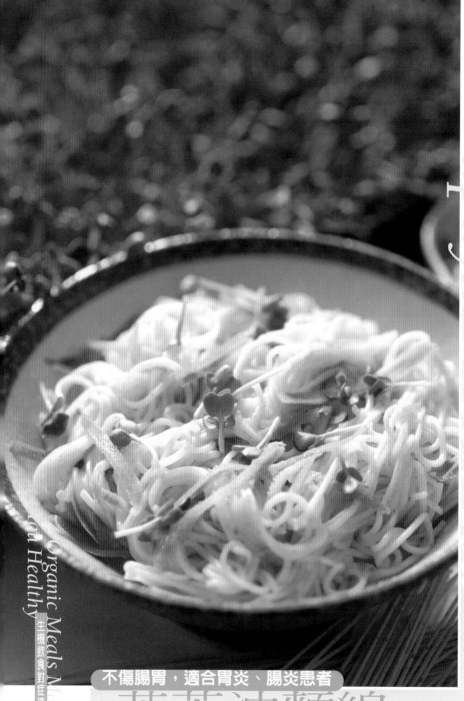

不傷腸胃，適合胃炎、腸炎患者

苦茶油麵線

Papaya Green Tea

Organic Meals Make

You Healthy

生機飲食對症調養

海帶薑湯

趁溫熱飲用，中和胃酸的效果佳

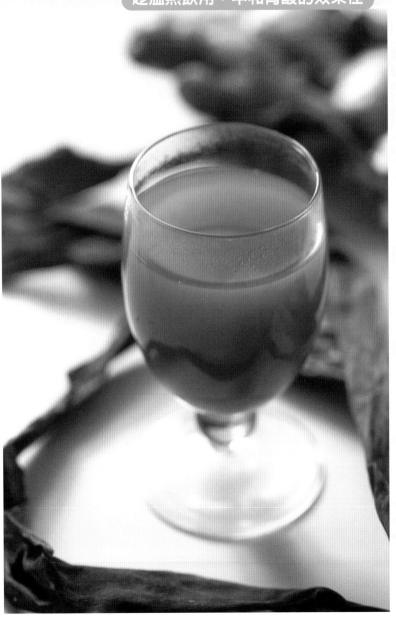

生機飲食DIY

嫩薑生菜

材料
胡蘿蔔、高麗菜、嫩薑、白蘿蔔、小黃瓜、苜蓿芽、味噌、麻油。

作法
先將胡蘿蔔、白蘿蔔、高麗菜、嫩薑洗淨，刨切成細絲。
1湯匙味噌加冷開水調稀，再與適量麻油倒入前一步驟材料中，並充分攪拌均勻。
小黃瓜切成薄片排列於上，中間鋪上苜蓿芽即完成。

叮嚀
胃弱者進食宜細嚼慢嚥。

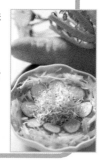

苦茶油麵線

材料
全麥麵線、胡蘿蔔、蘿蔔芽、苦茶油、麻油、純釀造醬油。

作法
將1份的全麥麵線先下鍋煮熟，然後起鍋置碗備用。
將胡蘿蔔刨成細絲，與全麥麵線混合拌勻，並加入適量的苦茶油、麻油、純釀造醬油予以調味。
表面再撒上一些蘿蔔芽或豌豆苗，即完成。

叮嚀
宜趁熱吃。

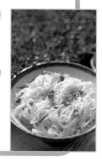

海帶薑湯

材料
海帶、老薑。

作法
將乾燥的海帶1長條，洗淨後剪成小段，不必泡水，直接與老薑薄片5片放入鍋，加水3000c.c.左右。
先以大火煮滾，然後轉為小火，續煮60分鐘。
關火降溫後即可飲用，溫熱喝效果最好，可以緩和胃酸。

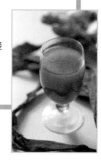

馬鈴薯生汁

材料

馬鈴薯。

作法

馬鈴薯不可有綠皮或長芽，洗淨後將表面上所有的芽眼用尖刀挖掉，表皮不要削，切塊用分離式榨汁機榨出原汁，約150c.c.，需馬鈴薯3粒左右。

沉澱3分鐘，底部澱粉不吃，只喝上層澄清的汁液與泡沫。（沉澱的白色澱粉勿丟，晒乾後，可當作勾芡的粉使用。）

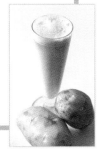

蓮藕生汁

材料

蓮藕。

作法

選購蓮藕完整1全條，節不可破裂殘缺，否則汙泥會滲入藕孔裏，很難洗淨。

將蓮藕表面刷洗乾淨，切塊，用分離式榨汁機榨出原汁，約150c.c.即可，不必沉澱，宜迅速飲用，否則會氧化變黑。

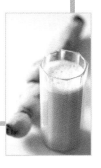

高麗菜生汁

材料

高麗菜。

作法

高麗菜要仔細洗淨。

用分離式榨汁機榨出原汁，約150c.c.即可。

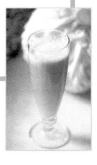

腸胃病

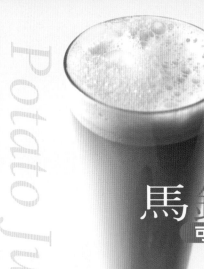

馬鈴薯生汁

可有效改善腸胃不適的症狀

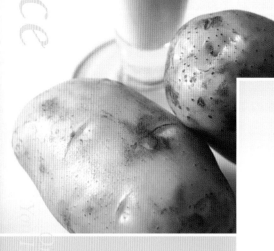

Lotus Root Juice

迅速飲用，
才能收到最佳效果

蓮藕生汁

Potato Juice

生機飲食對症調養

64

Cabbage Juice

胃腸出血時，止血效果出奇的好

高麗菜生汁

養生常識Q&A

Q 爲何胃痛不可服用止痛片？

A 胃痛吃止痛片，胃痛非但得不到緩解，反而會疼痛得更厲害，有的甚至造成胃或十二指腸出血、穿孔，而危及生命。因爲止痛片會刺激胃黏膜，並促使胃酸分泌，使胃酸再次對胃黏膜及潰瘍部分產生強烈刺激，致使胃痛加重。

Q 爲何潰瘍病不能常服小蘇打？

A 胃潰瘍及十二指腸潰瘍的患者，多有胃酸增加的現象，病人常會自覺胃部熱辣燒灼，常會嘔酸打隔，飢餓時疼痛加劇，此時只要吞下幾片小蘇打，就會頓覺胃中涼爽，症狀減輕。

但這只是治標而非治本，小蘇打的成分是碳酸氫鈉，會與胃酸起化學作用，產生二氧化碳，反過來會再次刺激胃酸分泌，引起繼發性胃酸增多，使病情加重，同時二氧化碳氣體造成胃腸嚴重脹氣，令患者更加難過。

所以，胃潰瘍病人不能常服小蘇打，由小蘇打所配製的氣泡水也不可多喝。

胃腸病的禁忌事項

少吃▸▸花生、腰果、核桃、瓜子……等核果類。

禁食▸▸辣椒、胡椒、芥末、咖哩、沙茶醬等刺激性調味料。

禁用▸▸濃茶、咖啡、酒、菸。

少吃粥▸▸胃酸過多者少吃稀飯類。

忌▸▸冰冷食物。

忌過飽▸▸胃下垂者，不宜吃得太脹或喝得過量，宜少量多餐。

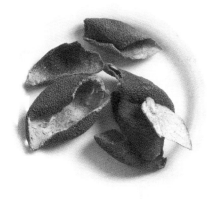

紓解便祕之苦

長期忍受便祕之苦，

會導致精神委靡，身體虛弱，

讓其他疾病趁虛而入，

所以保持排泄通暢，

實在是保健的第一步。

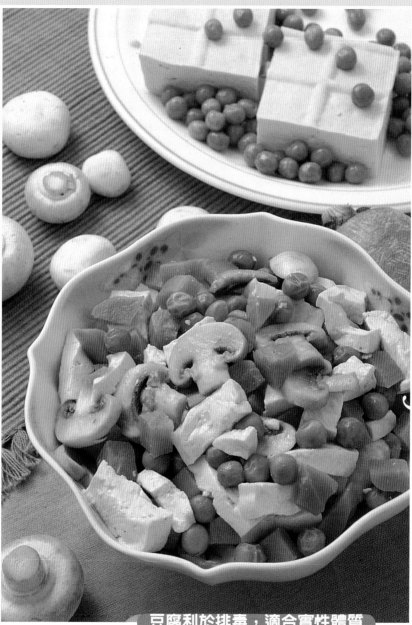

豆腐利於排毒，適合實性體質

蘑菇炒豆腐

便祕的認知

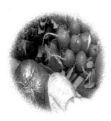

便祕乃是萬病之源,常見忍受便祕之苦,若能及時改善飲食排除便祕,對任何疾病都有正面的幫助,故保健第一要領就是保持排泄通暢!

便祕的症狀

便祕的人不僅精神委靡症狀叢生,而且全身皮膚容易長疹發癢,甚至臉上會黯淡生斑、粗糙老化。

尤其嚴重的是,便祕更會影響食慾、令人食不知味、三餐紊亂、營養不良,並且更因消化吸收能力減弱。日積月累,身體便會衰弱不堪。故建議有便祕症狀者,便應多吃瀉性食物,以下開列全天食譜供大家參考,也許平日忙碌無法一一實行,但只要選擇其中一、二項來進行,多少可紓解便祕之苦。

便祕患者的全天食譜

起床時▶▶先喝500c.c.的淡鹽水(最好用粗鹽)

早餐吃3樣▶▶綠豆糙米地瓜粥、苜蓿芽三色手捲、燙地瓜葉(地瓜葉燙過加以清淡調味)

上午10點鐘▶▶吃一碗地瓜湯(要加寡糖)

午餐吃4樣▶▶黃豆糙米菜飯(黃豆糙米飯加五顏六色的菜料)、海帶金針湯、燙萵苣(俗稱A菜,燙過加以清淡調味,蘑菇炒豆腐

下午3點鐘▶▶吃水果酸奶(加寡糖)

晚餐吃3樣▶▶紅豆銀耳地瓜粥、燙空心菜、苜蓿芽三色手捲

晚上8點鐘▶▶吃木瓜或香蕉

生機飲食對症調養

Organic Meals Make You Healthy

睡前兩小時 ▸▸喝300c.c.蜂蜜水（30c.c.蜂蜜加270c.c.溫開水）

平常口渴時 ▸▸喝魚腥草茶（將魚腥草茶當作保健飲料，一日至少喝1200c.c.）

便祕患者的食養要領

宜多吃富纖維質食物 ▸▸如：地瓜、馬鈴薯、牛蒡、金針菜、高麗菜、無花果、空心菜、海帶等，幫助排便。

多喝水 ▸▸早上起床時要喝500c.c.淡鹽開水，睡前喝300c.c.蜂蜜水（1湯匙蜂蜜加冷開水稀釋），平常也要常喝水，每日至少飲水2500c.c.。

多吃瀉性食物 ▸▸如：蘆薈、芹菜、傳統豆腐。

喝魚腥草茶 ▸▸以魚腥草茶當作日常飲料，一天至少喝1200c.c.。

多吃優酪乳 ▸▸便祕嚴重時可添加寡糖。

便祕患者的禁忌事項

勿吃 ▸▸煎、炸、烤、烘食品，如：臭豆腐、炸雞塊、餅乾、炸薯條……等。

少吃 ▸▸熱性、刺激性食物，如：辣椒、胡椒、生薑、狗肉、芥末、沙茶醬、炒栗子……等。

忌 ▸▸食物過於精細講究，肉、蛋、奶吃得太多，會使便祕的症狀更嚴重。

忌多吃糖 ▸▸若要用糖，儘量用寡糖，因寡糖可助長腸道中有益菌「雙叉桿菌」的繁殖；或用蜂蜜，蜂蜜有潤腸的效果，但不論用何種糖，均不能多吃。吃糖會減弱胃、腸道的蠕動，加重便祕。

忌濫用瀉藥 ▸▸長期使用瀉藥，會造成腸道對藥物的依賴性，一旦停藥，難以恢復排便功能，便祕會更趨嚴重。

紅豆銀耳地瓜粥

地瓜纖維質高，利於排泄

Sweet Potato Gruel

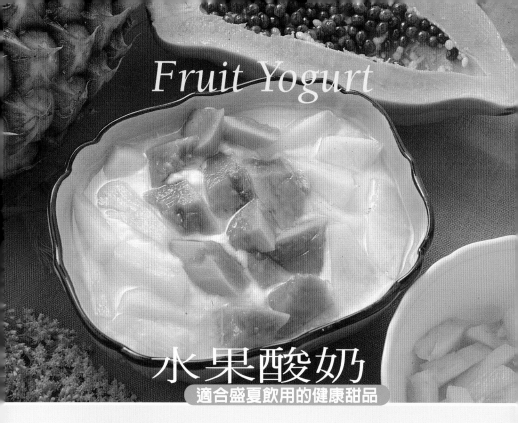

Fruit Yogurt

水果酸奶
適合盛夏飲用的健康甜品

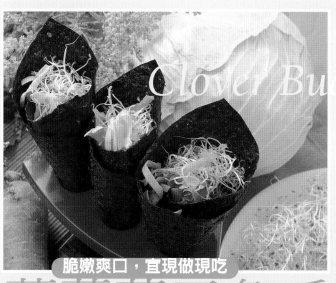

Clover Bud Roll

脆嫩爽口，宜現做現吃

苜蓿芽三色手捲

便祕

生機飲食DIY

苜蓿芽三色手捲

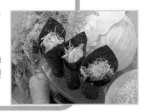

材料

苜蓿芽2碗、高麗菜3葉、胡蘿蔔1小條、壽司皮（紫菜片）3張、味噌少許。

作法

高麗菜、胡蘿蔔洗淨切成絲，用味噌加以調味。取一張壽司皮，將苜蓿芽、高麗菜絲、胡蘿蔔絲一起包成手捲，要現做現吃，否則壽司皮會軟化。

蘑菇炒豆腐

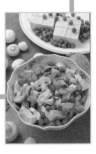

材料

蘑菇3兩、豆腐1大塊、豌豆1/2碗、胡蘿蔔1/2條、橄欖油、粗鹽。

作法

蘑菇切薄片，胡蘿蔔削皮切丁，豆腐切小塊。
將所有材料下鍋炒熟即可，調味要清淡。

紅豆銀耳地瓜粥

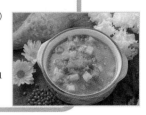

材料

紅豆30公克、小米100公克、地瓜1小條、銀耳（白木耳）10～15朵、寡糖少許。

作法

地瓜先削皮切丁。
紅豆、小米、地瓜丁與銀耳加水煮成粥，吃時加入寡糖1匙。

綠豆糙米地瓜粥

材料

綠豆30公克、糙米100公克、地瓜1小條、寡糖。

作法

地瓜削皮切丁，與綠豆、糙米加水煮成稀飯。
吃時加入1匙寡糖。

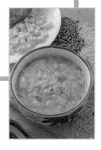

海帶金針湯

材料

海帶、金針菜、胡蘿蔔、小芹菜、粗鹽。

作法

金針菜要選自然色，太鮮艷的不要買，泡溫開水20分鐘，
將水倒掉瀝乾備用。
胡蘿蔔去皮刨成絲、小芹菜切末。
海帶與金針菜先加水煮成湯，加少許海鹽調味，滾後小火
續煮20分鐘，起鍋後加入胡蘿蔔絲與小芹菜末，即可。

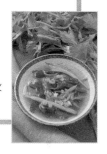

水果酸奶

材料

優酪乳200c.c.、木瓜、鳳梨。

作法

將木瓜、鳳梨削皮切成小塊，加入優酪乳即可。

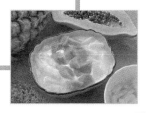

便祕

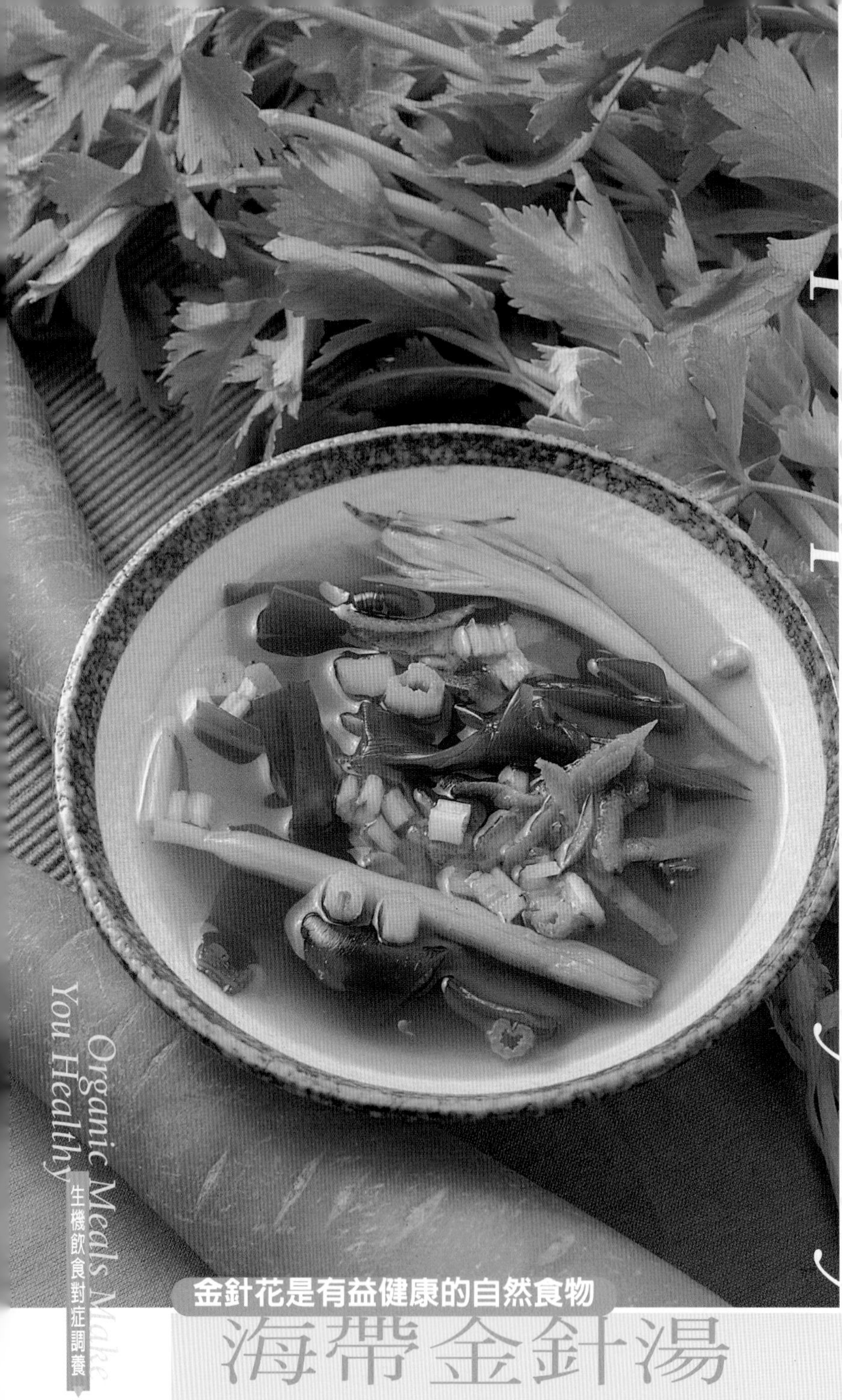

Kelp Soup with Day Lily

金針花是有益健康的自然食物

海帶金針湯

綠豆糙米地瓜粥

糙米為補性食物，適合虛性體質

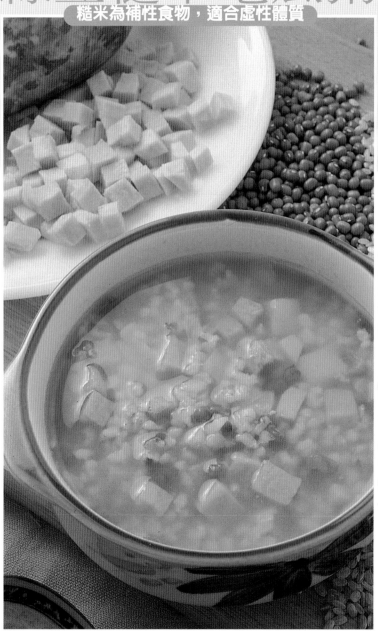

養生常識Q&A

Q 何謂瀉性食物？

A 諸如蘆薈、芹菜、傳統豆腐、蘆筍、香蕉、西瓜、鳳梨、蜜柑、牛蒡等，食後可協助病毒排除體外，並改善便祕，適合實性體質吃。相反的，若讓虛性體質者吃，只要食用過量，便會造成下痢，使身體更虛弱，對病毒之抵抗力降低。

Q 何謂實性體質？

A 身體缺乏排毒功能，即排便、排尿、排汗均有障礙，內臟有積熱，對病邪仍具足夠撲滅能力，體力充沛而無汗，經常便祕，尿量不多，臨床上，身體強壯者初期的病症多屬實性體質。該體質的人應多吃瀉性食物，協助排毒，改善便祕。

Q 何謂虛性體質？

A 排便、排尿、排汗均正常，但人體的元氣不足，對病毒的抵抗力減弱，免疫力差，體虛盜汗，手心常濕，晚上常流冷汗，臉色蒼白，行動無力，臨床上，體弱多病者多屬虛症，這類虛性體質的人應多吃補性食物，以增加體力恢復元氣，諸如高麗參、紅棗、栗子、山藥、櫻桃、胡麻、糙米、小米、蓮藕……等。

Organic Meals Make You Healthy
生機飲食對症調養

ⓠ 何謂魚腥草茶？

ⓐ 魚腥草是一種盛行的民間藥草，內含「狄卡諾魯乙醛」、「葉綠素」、「粟素」、「異粟素」……等重要成分，能使新陳代謝與循環機能恢復正常並更趨活潑。魚腥草茶的煮法：將乾燥的魚腥草2兩，洗淨後泡水10分鐘，水量至少3000c.c.先大火煮滾，小火續煮20分鐘，另準備乾燥的薄荷草1/2兩，洗淨後放入鍋，立即關火燜10分鐘，將草渣濾掉，即是魚腥草茶，可當日常保健飲料喝，對利尿通便甚有幫助。

便祕嚴重時之3步驟：

(1) 三餐均配食金針菜與傳統豆腐（須熟食）。

(2) 一天中地瓜至少吃1斤，分次吃，可蒸或煮湯吃，吃時添加寡糖或蜂蜜。

(3) 可喝牛蒡汁500～700c.c.幫助大腸鬱積物快速瀉出。

Organic Meals Make You Healthy

吃多元化食物抗

癌症

天然食物可提供我們

長期欠缺的營養素，

幫助我們將病態的酸性體質，

轉換為健康的鹼性體質，

讓我們不再談「癌」色變。

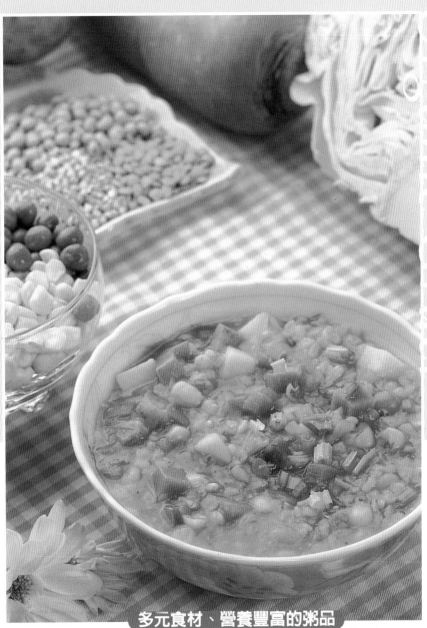

多元食材、營養豐富的粥品

雜糧粥

Organic Gruel

癌症

癌症的認知

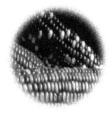

治癒癌症不是奇蹟，除了要有堅強的意志力與病魔對抗，並遵從醫師指示接受治療之外，還可以利用飲食改善體質，增強身體的「自癒力」，讓癌症遠離。

癌症不是絕症

每年台灣十大死亡原因，癌症從未缺席。不僅一般人談癌色變，許多罹患腫瘤的人，常因恐懼緊張沮喪悲傷，導致意志消沉食慾不振，於是病情就每況愈下，形成惡性循環，下場均令人唏噓不已！

但，如今卻出現許多的抗癌勇士，在就醫之餘，努力改善三餐飲食，試圖用生機飲食來改善體質，結果精神、體力果然逐漸好轉，不出一年，疼痛癢腫消退，加上勤於運動，生活起居正常，從外表看來，幾乎已無病態，甚至比一般人還要更勝一籌，皮膚更亮麗，笑容更燦爛！

攝取營養，激發體內的潛力

其實這不是奇蹟，只不過是藉著多元化的天然食物，讓身體補充到長期所欠缺的營養素，並從生鮮的芽菜蔬果、綠色植物中得到寶貴的酵素，可促進食物營養的消化吸收，又大量攝取鹼性食物，將病態的酸性體質轉變為健康的微鹼性體質，增強了免疫系統，終使身體潛在的「自然治癒力」重新復甦，便將不正常的生理狀態，回復到正常而已。

這乃是人體與生俱有的潛力，只不過藉著正確的飲食起居，將它啟動，使身體自己扮演起「醫生」的角色，不僅人

Organic Meals Make You Healthy

生機飲食對症調養

腦有無限的可能，肉體也是有無限的可能，端看您如何對待它！

癌症食譜

只要能按照下列食譜進食，體質就可逐漸改善：

起床時	先喝一杯溫開水500c.c.
05:30-6:30	到公園綠地作運動
07:00	喝小麥草原汁或牧草原汁50～100c.c.
08:00	早餐，吃薏仁綠豆湯、苜蓿芽生菜沙拉與全麥麵食
10:00	喝營養精力湯300～500c.c.
12:00	午餐，吃黃豆糙米菜飯與五顏六色生菜沙拉
15:00	吃優酪乳150c.c.
06:30	喝高麗菜生汁或馬鈴薯生汁
18:30	吃雜糧粥與苜蓿芽生菜沙拉
20:00	吃水果或高C果汁
21:30	喝小麥草原汁或牧草原汁50～100c.c.。

平常口渴時，可將魚腥草茶或抗癌蔬菜湯當作日常飲料，只要尿酸值正常、腎功能正常，按上述生機飲食食譜連吃一年，身體健康就會明顯改善，但若是尿酸值偏高，則要少吃高嘌呤食物，若是腎功能異常，就要對高鉀、高磷、高蛋白與高鈉食物有所節制。

蔬果表面殘留之農藥，特別要清洗乾淨，否則會助長腫瘤。最好選購有機蔬果，並用臭氧機加以殺菌，臭氧機亦可有效分解蔬果表面之農藥。

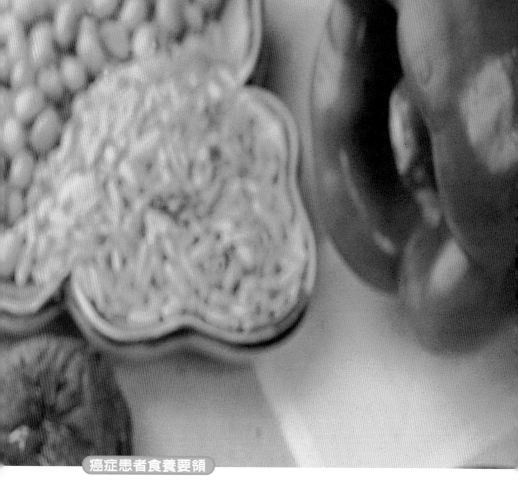

癌症患者食養要領

宜喝小麥草原汁▶▶每日早、午、晚50～100c.c.。

宜喝精力湯▶▶每日至少吃一次精力湯（300～500c.c.）。

宜常吃▶▶全穀類的五穀雜糧。

宜多吃▶▶新鮮的蔬菜水果或多喝現榨的新鮮蔬果汁。

宜多吃▶▶新鮮的芽菜，特別是苜蓿芽，其他芽菜也應輪流交替吃。

宜常吃▶▶優酪乳與三寶（大豆卵磷脂、小麥胚芽、啤酒酵母），以增加營養。

飲用鈣離子鹼性水▶▶鈣離子鹼性水可降低體內致癌因子「自由基」，宜生飲，對改變酸性體質十分有效（電解水生成器是一種濾水器，可產生鈣離子鹼性水）。

常運動▶▶宜每日清晨到綠地公園作運動，並呼吸大量氧氣（能學氣功最好），只要血液中含氧量提高，便能抑制腫瘤成長。

生機飲食對症調養

Organic Meals Make You Health

菜飯中的豆類與穀類，
正好可互補成完全蛋白質

黃豆糙米飯

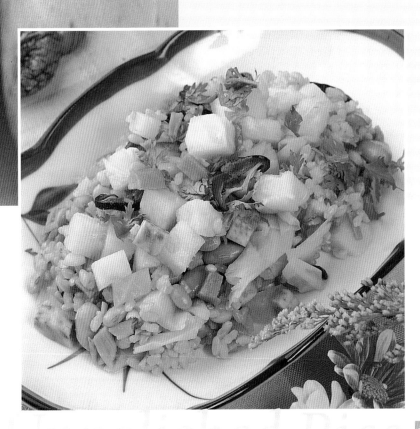

Unpolished Rice

黃豆糙米菜飯

材料
黃豆、糙米、胡蘿蔔、白蘿蔔、馬鈴薯、毛豆、小芹菜、香菇、青椒、玉米粒、高麗菜、金針菜、鳳梨、香菜。

作法

(1)黃豆與糙米先以1比4的比例配好，洗淨後泡水6～8小時，然後再用電鍋蒸煮成熟飯。

(2)胡蘿蔔、白蘿蔔、馬鈴薯、青椒均切成細丁，香菇泡軟後切絲，高麗菜切絲，小芹菜切末。

(3)除了鳳梨與香菜外，其他菜料均一併下鍋，加少許橄欖油炒拌至熟。

(4)將黃豆糙米飯先打散後，再倒入鍋內與所有菜料一起拌勻。

(5)起鍋後，再將新鮮的鳳梨丁與香菜、平鋪於飯上即可進食。

叮嚀

鳳梨要切丁灑在飯上，不可受熱，否則其酵素會被破壞，加鳳梨是幫助消化，故鳳梨是最後才加上，不可與其他菜料下鍋炒。

雜糧粥

材料
黃豆、扁豆、豌豆、高粱、蕎麥、糙米、燕麥片、玉米粒、馬鈴薯、高麗菜、胡蘿蔔、金針菜、小芹菜、香菜。

作法

(1)先將黃豆、扁豆、高粱、蕎麥、糙米洗淨後，泡水6～8小時。

(2)馬鈴薯削皮切成丁，高麗菜切成絲，胡蘿蔔切成丁。

(3)除了小芹菜與香菜外，將其他所有材料均一起下鍋，大火滾後小火再煮30分鐘，然後關火燜20分鐘，便已熟爛。再用少許味噌加以調味。

(4)盛碗後灑上小芹菜末與香菜，即可乘熱進食。

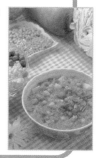

精力湯

材料

苜蓿芽1又1/2碗，A菜、捲葉萵苣與龍鬚菜三種葉菜切碎共2碗，腰果3粒、松子10粒、海帶芽乾品約1/3湯匙、胡蘿蔔3條、蘋果2粒。

配料

小番茄丁、鳳梨丁、蘋果丁三者各酌量。

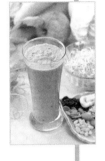

作法

(1)腰果、松子、海帶芽先洗淨泡溫開水20分鐘，蘋果削皮切丁。

(2)胡蘿蔔洗淨，先用分離式榨汁機榨出原汁，至少要300c.c.。

(3)準備一台攪拌機，先倒入胡蘿蔔汁150c.c.，再將腰果、松子、海帶芽所浸泡的水濾乾，然後全部放入攪拌機內，便可啟動開關，攪拌1分鐘。

(4)再加入葉菜3種於攪拌機中，並倒入剩餘的胡蘿蔔汁，至少有150c.c.，再繼續攪拌1分鐘。

(5)其次，加入蘋果丁，再攪拌1分鐘；最後加入苜蓿芽也攪拌1分鐘，即完成。

(6)精力湯盛於碗後，可在表面點綴一些小番茄、鳳梨丁與蘋果丁，便可進食。

加值配方

若擔心材料中有細菌殘留，只要用臭氧機處理20分鐘，便能徹底殺菌。

叮嚀

要現做現喝，不可久藏，否則會氧化、營養流失。若體質偏寒者，可添加薑汁5～10c.c.或黑芝麻粉1匙，便不必擔心精力湯太涼寒。

小麥草原汁

材料

小麥草70公克。

作法

小麥草洗淨濾乾水分，用麥草專用的榨汁機榨出原汁，約有50c.c.，宜現榨現喝。

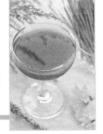

叮嚀

喝小麥草汁會噁心反胃時，可配食番石榴，反胃的感覺立刻會消失，小麥草原汁與牧草原汁可輪流交替飲用，效果最好。

癌症

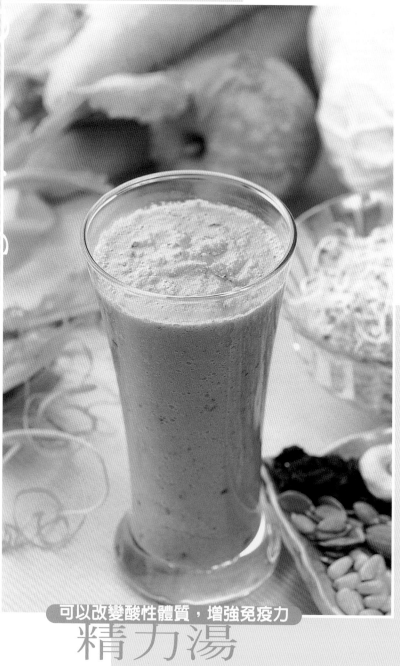

可以改變酸性體質，增強免疫力
精力湯

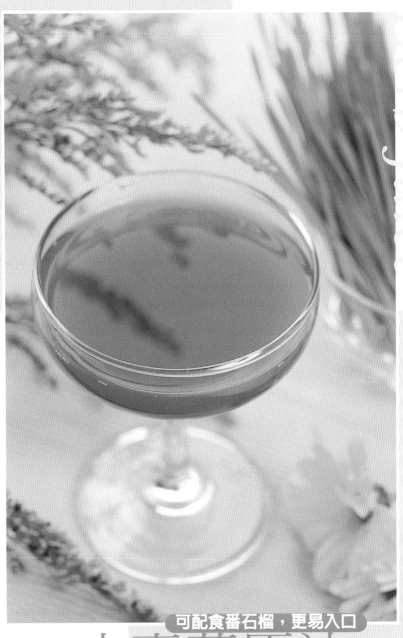

可配食番石榴，更易入口

小麥草原汁

養生常識Q&A

Q 為什麼細嚼慢嚥可以防癌？

A 人們咀嚼食物時所產生的唾液，具有很強的消毒能力，能殺滅食物中的致癌物質，使其毒性失靈。

要達到此目的，食物必須細嚼30秒鐘，便能達到防癌目的，究其原因，唾液中含有10多種有機酸、酵素與維生素、礦物質，由這些成分共同作用，才使得致癌物質在唾液中，產生化學變化而失去其毒性。

故平常進食，務必要細嚼慢嚥，不僅可幫助消化，更能達到防癌的效果。

Q 為什麼黃豆糙米菜飯是防病抗癌的最佳主食？

A 黃豆糙米菜飯中的豆類與穀類，正好可互補成完全蛋白質，糙米本身是最佳澱粉，加上許多菜料、維生素與礦物質更是豐富，另添加橄欖油則是優質的脂肪，可見黃豆糙米菜飯真是五大營養俱全，乃防病抗癌的最佳主食。

Q 黃豆糙米菜飯須用到許多材料，因一次只用少許，殊為可惜，該如何妥善保存？

A 黃豆糙米菜飯須用到許多材料，如：鳳梨、胡蘿蔔、高麗菜、青椒……等，因一次只用少許，這些材料會腐爛，殊為可惜。

正確的方法是，這些材料沒用到之前，均不可削皮與洗水，如：鳳梨，用多少切下多少，切下的部分才削皮，其他部分不要削皮。用保鮮膜包裹好，放冰箱冷藏、不削皮、不洗水的保存法，才能夠長期保存，避免腐壞。

Ⓠ 精力湯有哪些特性，為什麼可以防癌？

Ⓐ 精力湯是多種生鮮食物（如：芽菜、蔬菜、堅果、海藻、水果……等）的完整組合，含有豐富的酵素，是生機飲食最具代表的食物，可以改變酸性體質增強免疫力，食療效果非常顯著。

癌症患者禁忌事項

忌食▶▶甜性食品及飲料，並嚴格禁糖，甜性水果亦應限量。

忌食煎、炸、烤、烙食物▶▶這些都是燥熱易上火之食物。

忌食油膩肥重之動物性食品▶▶療養期間最好採用全素飲食，但五大營養素必須完整均衡。

忌任何加工食品▶▶如：罐頭、久醃泡菜、臭豆腐、蜜餞、罐裝果汁……等。

忌霉變食物▶▶霉變的花生、黃豆、玉米、堅果類等很可能會含有黃麴霉素，黃麴霉素是一種毒素，在動物身上會顯示很強的致癌力，常吃得會癌症，故要特別謹慎。

磨人的 腎臟病

腎病十分磨人，

初期若不小心照顧，

會導致洗腎或罹患尿毒症，

必須嚴格遵從醫生的

指示與飲食原則，才能戰勝病魔。

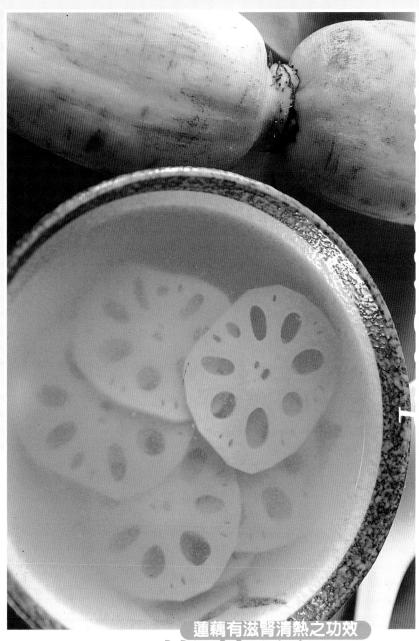

蓮藕有滋腎清熱之功效

蓮藕湯

腎臟病的認知

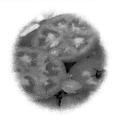

腎臟病不可輕忽，需聽從醫生與營養師的指導，嚴格遵循飲食的規則，避免攝取高鹽、高鉀、高蛋白質、高嘌呤的食物。

腎炎需小心預防

我連續在半年內碰到三位女性皆是因感冒未癒，病情持續惡化，演變至嚴重的腎臟病，其中一位變成尿毒症，另兩位則已經洗腎，而這三位女性年齡卻只有二、三十歲而已，可見平常的小病痛實在是輕忽不得。腎炎是一種比較常見的疾病，臨床上會出現血尿、蛋白尿、浮腫、高血壓等症狀，分急性與慢性兩種類型，急性腎炎會發展成慢性腎炎，慢性腎炎若不小心照顧，則會演變成尿毒症、腎衰竭乃至於洗腎。

腎臟病飲食原則

腎臟病的飲食原則十分嚴格，必須要遵從醫生與營養師的指導，病情才不至於持續惡化，腎病的飲食原則如下：

1.要嚴格限制食鹽聽從醫生的囑咐，謹慎用鹽，可預防浮腫、消除浮腫。

2.要限制高鉀食物腎功能不良時若尿量逐漸減少，鉀的排泄就會不順暢，可能會引起「高鉀血症」而危及心臟，會有生命危險。

Organic Meals Make You Healthy

生機飲食對症調養

3.**要限制高蛋白質**若體檢出「尿素氮」偏高，就必須改吃低蛋白食物，因為攝食過量的蛋白質，會在體內產生代謝廢物，諸如「肌酸酐」、「尿酸」，都必須經過腎臟排泄而直接增加腎臟負擔，對腎炎不利。

4.**要限制高磷食物**腎功能低下時，若吃過量的高磷食物，就會導致高血磷症，使病況更嚴重，故高磷食物應少量攝取。

5.**要限制水分**當浮腫嚴重，尿量極端減少時或腎功能衰竭時，飲水量都應該嚴格限制，要聽從醫生的囑咐。

6.**要限制高嘌呤食物**在慢性腎功能不全時，即尿毒症期間必須謹慎攝取高嘌呤食物，不可吃過量，因高嘌呤食物在代謝過程中會產生過多尿酸，而加重腎臟負擔。

腎臟患者的飲食

平常腎臟病友應多吃利尿食物：飲料可多喝「冬瓜湯」與「蓮藕湯」；主食可多吃「地瓜燕麥粥」；「滋補蓮藕粥」或「全麥養生乾麵」；副食宜常吃「苜蓿芽水果拼盤」或燙青菜（含鉀低的蔬菜），只要小心飲食，營養均衡，終能再度喚醒身體的潛能，重拾健康。

愛腎24小時飲食備忘錄

3大主食➡️地瓜燕麥粥、全麥養生乾麵、滋補蓮藕粥

2大湯品➡️利尿冬瓜湯、蓮藕湯

1大副食➡️苜蓿芽水果拼盤

腎臟病

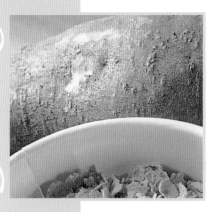

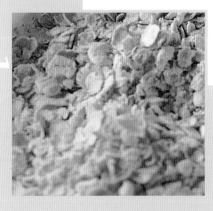

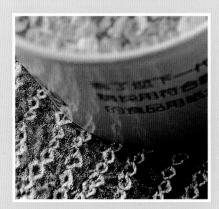

Oats Gruel

Organic Meals Make
You Healthy
生機飲食對症調養

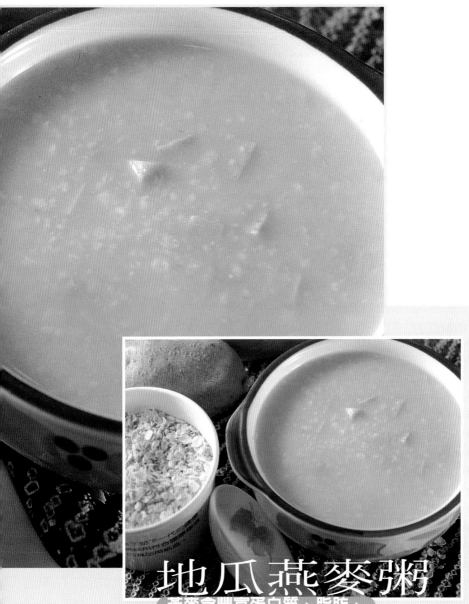

地瓜燕麥粥

燕麥含豐富蛋白質、脂肪、
鈣、鐵及維生素B群

生機飲食DIY

地瓜燕麥粥

材料

地瓜1條、燕麥片60公克（非燥熱性體質可加黃耆）。

作法

若要加黃耆，約15公克，黃耆先加水1200c.c.，滾後小火再煮20分鐘，然後將清湯濾出。

將上一步驟之清湯加入地瓜（削皮切丁）與燕麥片，煮至稀爛，便可進食。

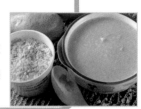

滋補蓮藕粥

材料

紅棗8粒、枸杞子20～30粒、紅糖1湯匙、糯米30公克、純正蓮藕粉兩湯匙、水750c.c.。

作法

紅棗洗淨剖開，與枸杞子、紅糖、糯米加水一起煮，滾後小火續煮30分鐘。

純正蓮藕粉先用冷水調勻，就趁熱入鍋勾芡，當再滾時便關火燜，約燜5分鐘，便可進食。

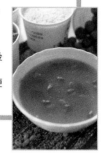

苜蓿芽水果拼盤

材料

苜蓿芽、鳳梨、木瓜、蘋果。

作法

將1飯碗量的苜蓿芽先平鋪在盤上，然後將木瓜片、蘋果片與鳳梨片點綴在苜蓿芽上，便告完成。

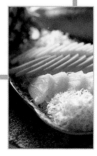

蓮藕湯

材料

蓮藕兩節、水3500c.c.。

作法

蓮藕洗淨切片,加水3500c.c.,大火滾後小火續煮45分鐘,不可加調味料。

濾渣即可當作日常飲料,惟飲水量須依醫生囑咐加以控制。

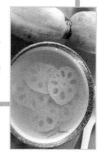

全麥養生乾麵

材料

全麥麵條、高麗菜、茭白筍、紅甜椒、黃甜椒。

作法

將1人份的全麥麵條先下鍋燙熟,取出用冷開水泡過,濾乾後加少許橄欖油拌勻,然後鋪於盤上。

再將沸水燙過的高麗菜絲、茭白筍、紅椒絲、黃椒絲點綴於麵條之上,若無浮腫時,可用少許的優良醬油(無防腐劑)調味。

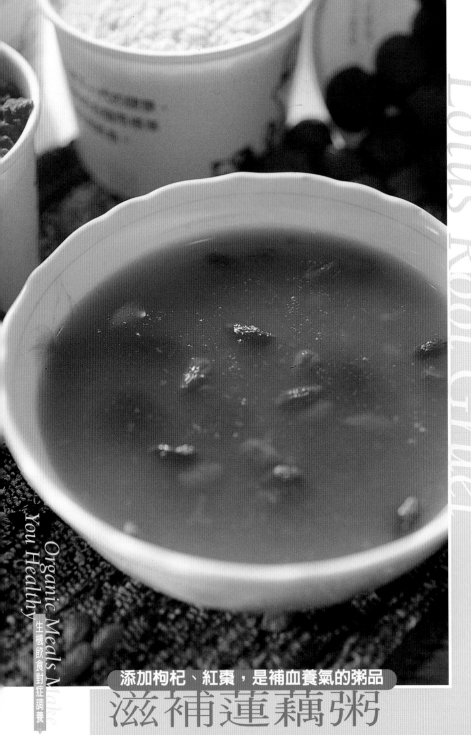

添加枸杞、紅棗，是補血養氣的粥品

滋補蓮藕粥

苜蓿芽水果拼盤

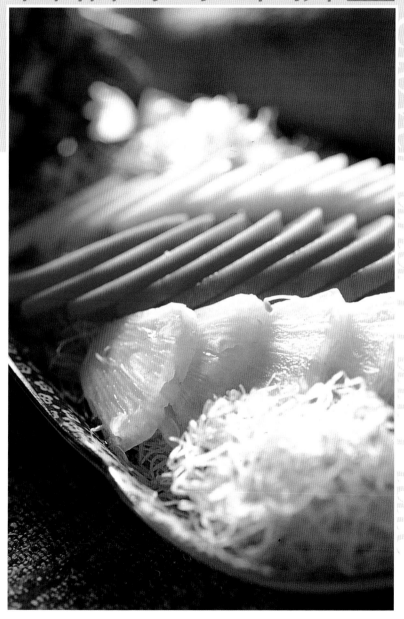

養生常識Q&A

Q 何謂高鉀食物？

A 飲食中減少鉀的攝取量，可預防「高血鉀症」，高血鉀症會造成心律不整，危及生命。鉀離子易溶於水，故蔬菜最好用熱水燙過再吃。市售的低鈉鹽或薄鹽醬油等，均是以氯化鉀代替氯化鈉，均含鉀甚高，腎臟病友不宜採用。

含鉀量高的食物

湯汁類 ▸▸濃肉湯、雞精、牛肉精、牛肉汁、人參精。

水果類 ▸▸香蕉、草莓、哈蜜瓜、硬柿、柳丁、芭樂、乾燥水果、楊桃。

蔬菜類 ▸▸馬鈴薯、大頭菜、萵苣、胡蘿蔔、油菜、茼蒿菜、菠菜、紅莧菜、龍鬚菜、黃豆芽、豌豆苗、美國菜花、草菇、鮑魚菇。

其他類 ▸▸巧克力、可可、咖啡、茶、運動飲料、堅果類、梅子汁、番茄醬。

ⓠ 何謂高磷食物？

ⓐ 高磷食物會造成「高血磷症」，將會引起骨骼病變及副甲狀腺功能亢進，奶類含磷高，但屬高生物價值的動物性蛋白質，腎臟病友可選購低磷低鉀奶粉代用。

含磷量高的食物

酵母類▸▸養樂多、優酪乳、優格、健素糖、酵母粉。

全穀類▸▸糙米、胚芽米、全麥麵包、薏仁、蓮子。

內臟類▸▸豬肝、豬腎、豬腦、豬腸、雞肝。

乾豆類▸▸紅豆、綠豆、黑豆、花豆。

堅果類▸▸花生、開心果、杏仁果、腰果、黑芝麻。

奶類▸▸鮮奶、奶粉、調味奶、乳酪。

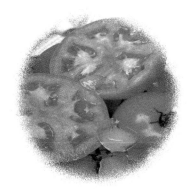

人到中年，小心

糖尿病

糖尿病是慢性疾病，治療費時，

而且容易感染併發症，

需要耐心、毅力，才能徹底根治。

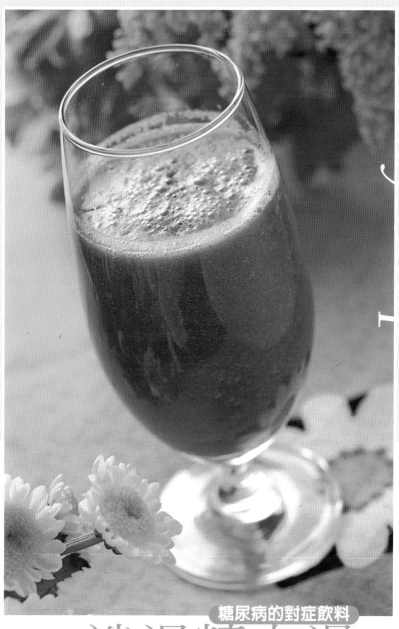

糖尿病的對症飲料

消渴精力湯

糖尿病的認知

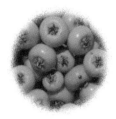

上了年紀的人容易罹患糖尿病，吃多、喝多、尿多，而且容易感染併發症。除了就醫診治之外，還要配合飲食與運動，才能有效控制病情。

糖尿病的症狀

糖尿病是由於身體胰島素分泌減少，引起糖、脂肪、蛋白質、水、無機鹽的代謝紊亂，而致血糖增高和排泄糖尿（尿中含有糖分）的一種慢性疾病。中年以上的人較易罹患。主要臨床表現是「三多一少」，即「多飲、多食、多尿」以及「體重減少」。糖尿病患者往往容易出現化膿性感染，肺結核、動脈硬化、神經、腎、眼部病變等併發症，嚴重時會導致酸中毒，以至於洗腎。

飲食的調配

糖尿病要根治，必須從飲食控制、運動與藥物治療一起配合，尤其是飲食控制最為重要。

主食方面除了要控制糖與甜食之外，澱粉類（即米飯、麵食）也要適量攝取，不可過量，因糖尿病患者容易餓，必須多食、多飲，故最好在三餐吃主食前，先吃山藥二兩以上（要煮熟），然後才吃米飯麵食，如此便能控制澱粉的量，山藥對糖尿病十分有利，可當主食，多吃無妨。

苜蓿芽具有豐富的酵素及維生素、礦物質，可幫助糖尿病患者減少併發症的危險性，宜一天至少吃兩次，早晚各吃1碗。

飲料方面小麥草汁對糖尿病的幫助最爲明顯，宜每日早晚各喝50c.c.。平常要以「番石榴蕊葉茶」當作日常飲料喝，便可穩定血糖。

可吃健康的甜食

　　有時藥物的服用會導致血糖過低，發生盜汗、發抖、頭暈，甚至昏迷，故平常宜補充一些較安全的甜食，諸如南瓜、番石榴，均可放心進食。在家調養時，最好每天吃一次「消渴精力湯」，至少300c.c.，可補充酵素與豐富的維生素與礦物質，能有效提升免疫力，避免併發症的發生。

　　糖尿病患者可常吃「山藥綠豆羹」或「薏仁紅豆山藥羹」，然後再搭配適量的米飯麵食，便能控制澱粉的攝取，避免血糖上升。

　　「蕪菁馬蹄湯」或「苦瓜玉米南瓜湯」當作糖尿病患者的點心，是十分可口又安全，其實糖尿病患者還是可以享受一些美食的。

糖尿病患者的食養要領

🍃宜多吃苜蓿芽、南瓜、牛蒡、玉米、百合、茄子、馬蹄、蕪菁、薏仁、山藥、蒟蒻、苦瓜、奇異果、豆類、涼薯、海帶……等。

🍃紅鳳菜、白鳳菜、紅色地瓜葉等三種菜，加入精力湯內，對降血糖十分有效。

🍃青香蕉皮（未熟，去其中之香蕉肉）2～3條，加水煎煮成湯，當茶飲，可降血糖。

🍃豬母乳（馬齒莧）與紅鳳菜的莖合煮成湯，當茶飲，降血糖有效。

🍃每日喝小麥草原汁50～100c.c.，對降血糖幫助甚大。

🍃林投子（不可發霉）與含羞草，加水合煮60分鐘當茶飲，可降血糖。

米麥穀類，可以食用，但必須限量，麥類較米類為好，若能以山藥或豆類代替部份穀類為主食，有助於穩定血糖值。

若有肥胖現象烹調食物可儘量採用清燉、清蒸、紅燒、燴、水煮、涼拌等方法以減少烹煮時的用油量，愈胖者罹患糖尿病的機率愈大，故要設法減肥。

禁忌事項

忌飲食過鹹，少吃膽固醇含量高的食物，如：動物內臟、豬腦、蟹黃、蝦卵、魚卵等，蛋黃一星期不超過4個為原則，以避免併發症的發生。

使用調味料時，避免使用花生粉、沙茶醬、芝麻醬……等。

禁食各種食糖、糖果、糕點、果醬、蜂蜜、甜食、奶油、冰淇

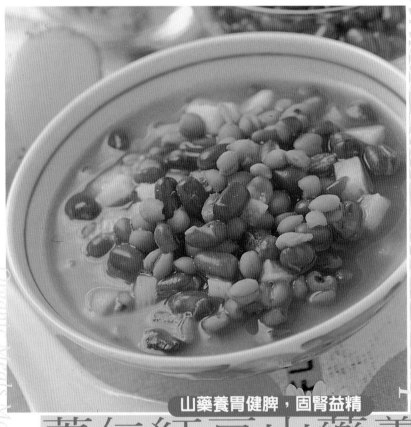

山藥養胃健脾，固腎益精

薏仁紅豆山藥羹

苦瓜玉米南瓜湯

南瓜補中益氣，健脾除濕

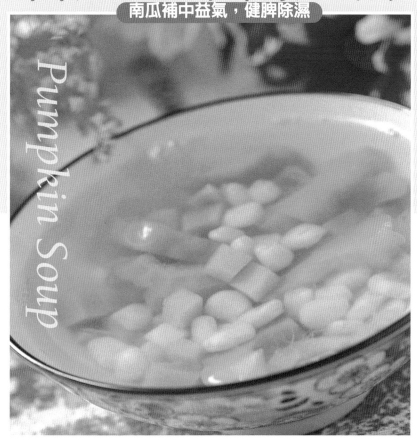

Pumpkin Soup

淋、動物脂肪、各種酒類、油炸、油煎食物以及精白米麵或甜度
高的水果。

🍴瓜子、花生、腰果、松子、核桃等堅果類，宜限量不可多吃。

🍴罐頭食品大都含糖，且常常標示含糊，最好避免食用。

🍴應避免抽菸，否則會導致呼吸及循環系統更差，會使糖尿病患更
容易產生高血壓、心臟病等併發症。

🍴注射胰島素的人盡量不要在傍晚或夜間，做激烈運動，以免就寢
後，發生低血糖休克的意外。

🍴糖尿病較嚴重的患者，避免一個人單獨運動，要有熟人相伴，且
最好隨身攜帶病情識別與緊急聯絡的資料，以便臨時發生低血糖
休克現象時，可以及時送醫急救。

生機飲食DIY

消渴精力湯

材料

紅鳳菜50公克、番石榴1粒、腰果5粒、海帶芽酌量、苜蓿芽1碗、大豆卵磷脂1匙、小麥胚芽1/2匙、啤酒酵母1/2匙。

作法

紅鳳菜去梗，將葉片洗淨，番石榴去子切片，腰果泡溫開水20分鐘，海帶芽泡溫開水10分鐘。
將所有材料放入果汁機，加冷開水拌勻即可進食。

叮嚀

要現作現喝，不可久藏，以免氧化，營養流失。

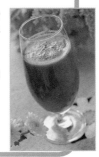

山藥綠豆羹

材料

山藥2兩、綠豆80公克。

作法

山藥削皮切丁、綠豆洗淨、二者加水煮至熟爛即可進食。

功效

山藥可以養胃健脾，固腎益精，有助於穩定血糖。綠豆能利水消腫，清熱解毒，與山藥同煮，便是控制血糖的理想主食。

叮嚀

宜清淡進食，不可加糖。

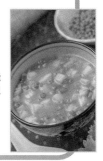

薏仁紅豆山藥羹

材料

薏仁50公克、紅豆50公克、山藥2兩

作法

薏仁與紅豆洗淨後，加水煮至熟爛。
山藥削皮切丁，放入鍋內約煮3分鐘，即可進食。

功效

薏仁利腸胃、消水腫，可防病抗癌，紅豆可利水消腫，清熱解毒，二者與山藥同煮，對手腳浮腫特別有效。

叮嚀

宜清淡進食，不可加糖。

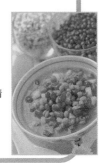

蕹菜馬蹄湯

材料
蕹菜2兩、馬蹄6粒、海鹽少許

作法
蕹菜除去粗梗，切成小段，馬蹄削皮切半。
先將蕹菜加水煮爛，再將馬蹄入鍋，即予關火，加少許海鹽調味，約爛1分鐘便可進食。

功效
蕹菜又名空心菜，可清熱涼血，利尿通便。馬蹄又名荸薺，能利尿降壓，清熱解毒。糖尿病患者可當點心吃，有助於穩定血糖。

叮嚀
馬蹄可直接生食，故不必久煮，蕹菜馬蹄湯調味必須清淡，不能過鹹，否則有礙腎功能，糖尿病很容易衍生腎病，宜清淡為要。

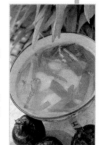

苦瓜玉米南瓜湯

材料
苦瓜1/4條、玉米粒3湯匙、南瓜3兩

作法
南瓜削皮切丁，苦瓜切小段。
將所有材料下鍋，加水煮至熟爛即可。

功效
苦瓜可以清心降火，玉米有助於止血降壓，利尿利膽，南瓜則是補中益氣，健脾除濕，尤其具有分解亞硝胺致癌物質的功效，常吃苦瓜玉米南瓜湯，便能穩定血糖，避免併發症的發生。

叮嚀
南瓜吃太多會導致腹脹，故胃腸常脹氣者不宜多吃。

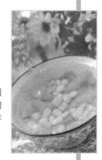

馬蹄又名荸薺，利尿降壓，清熱解毒

蕹菜馬蹄湯

山藥綠豆羹

山藥養胃健脾，固腎益精

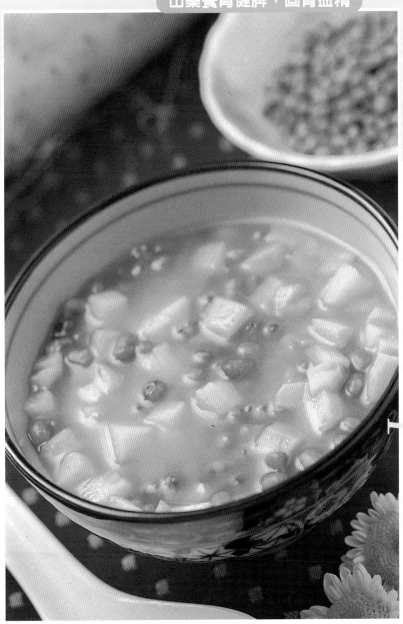

糖尿病

養生常識Q&A

Q 糖尿病患者，最適合吃哪些對症食物？

A 若能以紅鳳菜、白鳳菜、紅色地瓜葉（這三種葉菜對糖尿病有特效），加上苜蓿芽、海帶芽、腰果與番石榴，用果汁機打成泥狀，然後再添加大豆卵磷脂、小麥胚芽、啤酒酵母，則是對糖尿病特別有效，可明顯增強抵抗力，穩定血糖。

Q 消渴精力湯對糖尿病患者有何幫助？

A 紅鳳菜、番石榴與苜蓿芽均是糖尿病的對症食物，可有效穩定血糖，大豆卵磷脂、小麥胚芽、啤酒酵母、腰果與海帶芽，可提供完整的營養素。消渴精力湯最主要是供給豐富的酵素，加上其他營養素，藉此活化內臟機能，促進胰島素正常分泌。

Q 糖尿病患者老覺得吃不飽，應該吃哪些食物，比較安全？

A 糖尿病患者飢餓時，可多吃一些甜度低的食物，諸如蓮藕、牛蒡、百合、玉米、茄子、苦瓜、木瓜、桃、奇異果、番石榴、黃豆、黑豆、綠豆、紅豆、豆腐、涼薯、海帶、薏仁、山藥、空心菜、荸薺、南瓜……等。

Q 血糖過低，快休克時，應如何緊急救治？

A 血糖過低會對腦部造成傷害，故只要發覺有血糖過低的

症狀（如：發抖、昏眩……）時，應立即給予2顆方糖或巧克力糖，或是較甜的果汁，諸如：甘蔗汁、葡萄汁、蘋果汁、橘子汁……等，任何一項均可立即見效，若是食後無效，可再試吃一次，第二次也無效時，便要趕緊送醫急救。

ⓠ 血糖的正常值爲多少？該如何檢驗？

ⓐ 可用尿液試紙放入尿液中30秒，再與瓶籤上的比色表比對，即可瞭解尿糖的情況，或用血糖機，從指尖自取一滴血液，便可使用血糖機來自我測試血糖，十分方便簡易。

血糖的正常值，在空腹時應爲55～109mg/dl，若高於140mg/dl（至少測試兩次以上），則有罹患糖尿病的可能，飯後兩小時血糖的正常值爲70～130mg/dl，若是高於200mg/dl，則可能罹患糖尿病。當空腹時，血糖值在110～140mg/dl或飯後兩小時血糖值介於140～200mg/dl之間，則表示體內葡萄糖代謝不佳，應趕快進行飲食控制，以免罹患糖尿病。

躁鬱症

丟開

做個快樂人

躁者浮動不安，
鬱者悲觀苦悶，
宜用滋補降火、
養心安神的飲食，
改善躁鬱的症狀。

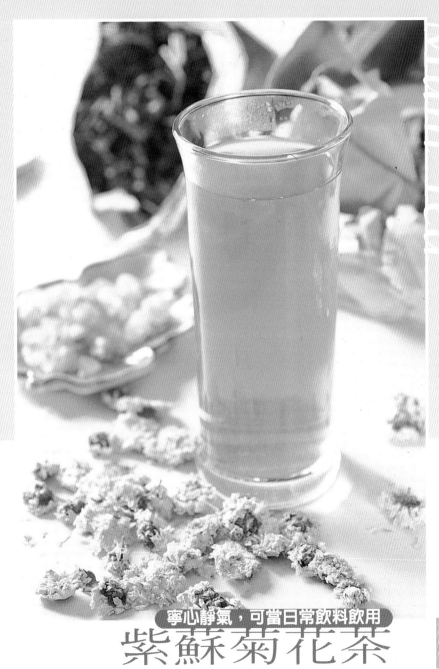

Mum Tea

寧心靜氣，可當日常飲料飲用

紫蘇菊花茶

躁鬱症

躁鬱症的認知

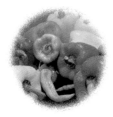

「躁鬱症」是由於心理上遭受重大打擊，引起神經或精神障礙。當發生類似「躁鬱症」的表徵時，就應改變飲食，多吃些滋補降火、養心安神的食物，避免精神狀態進一步惡化。

躁症與鬱症

九二一震災無情的摧毀了無數的家庭，也因此產生了成千上萬的躁鬱症個案。

「躁鬱症」是由於心理上遭受重大打擊，引起神經或精神障礙。嚴格講起來，躁鬱症分為躁症與鬱症兩種：「躁症」的表徵是喋喋不休、說話脫離常軌、誇大妄想、浮躁又好動、失眠、食慾大增、性慾亢進、終日不得安靜……等，嚴重時會影響社會安寧。而「鬱症」的表徵，則是哀傷煩亂、凡事不安、悲觀苦悶、食慾不振、失眠、性慾減退、月經不順，常演變成厭世絕望，而企圖自殺。

在炎熱的氣候，正常人有時也會感到心浮氣躁，稍遇不順或遭逢重大事故，便會導致衝動或犯罪；而身體較虛弱者，也常會因受不了打擊，而萌生厭世自殺念頭。故當發生類似「躁鬱症」的表徵時，就應改變飲食，多吃些滋補降火、養心安神的食物，諸如：糙米、燕麥片、菊花、銀耳、百合、蓮子、龍眼乾、山藥、蜂蜜……等而盡量避食燥熱性食品與刺激性的調味料。

「躁鬱症」的患者，只要早晚各吃一碗「甘麥大棗湯」，

可養心安神。日間口渴時，以「紫蘇菊花茶」與「百合蓮藕茶」二者交替飲用，當作日常飲料，可以滋補降火；晚餐再吃一碗「滋補雜糧粥」，配上一盤「苜蓿芽生菜沙拉」，若再喝一杯「優酪乳」，則食療效果會更明顯。

服用藥物要慎重

除了重大挫折，如：喪偶、意外事故、事業上的挫折，會引起躁鬱症；有些藥物，也會引起躁鬱症。諸如：抗精神病藥、抗高血壓藥、抗結核病藥、抗癌藥、抗麻痺藥、減肥藥……等，若長期服用這些藥物或用藥不當，頗易引發躁鬱症。可能還有其他的藥物，同樣會引起躁鬱症，只要發覺有這種可能性，則應該立即停止目前正吃的藥物或請醫生更換其他藥物。

躁鬱症患者食養要領

宜多吃一些富含維生素B的食物 ▶▶如粗糧、苜蓿芽、啤酒酵母、小麥胚芽、麥麩、糙米、優酪乳、杏仁、南瓜子、芝麻……等，可增強抗病力。

宜多吃含鈣食物 ▶▶鈣能增加食慾，促進消化吸收，易使人保持愉快的情緒，如：牛奶、優酪乳、糖蜜、黑芝麻、紅棗、柿子、芹菜、韭菜、蒜苗……等。

宜常吃含色胺酸豐富的食物 ▶▶色胺酸是大腦製造神經傳遞的重要物質，能使人精神振奮，如：蛋、地瓜、菠菜、芝麻、牛奶、黃豆、香蕉……等。

宜多參加社交活動 ▶▶交朋友是使身心健康的良藥。

宜在清晨到室外散步 ▶▶天一亮就起床，迎著晨曦到綠地公園散步或運動，憂鬱心情就會立刻消失。

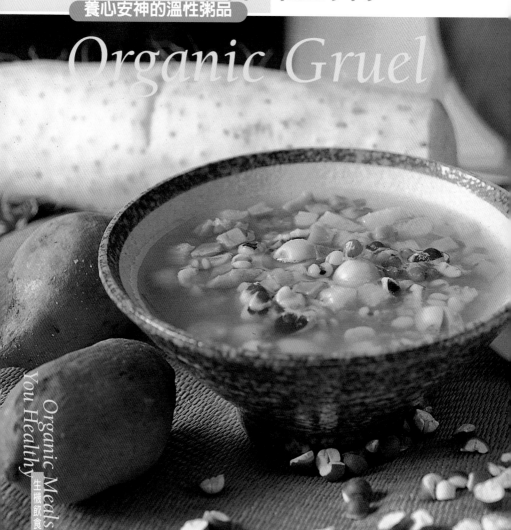

滋補雜糧粥

養心安神的溫性粥品

Organic Gruel

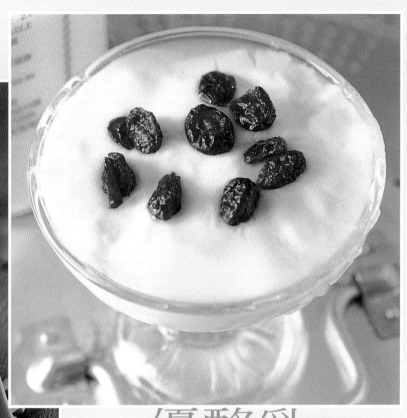

優酪乳

優酪乳富含易被人體吸收的乳酸鈣質及鉀、鐵、磷

Yogurt

生機飲食DIY

苜蓿芽生菜沙拉

材料

苜蓿芽1大碗、奇異果1/2粒、番茄1/2粒、楊桃1/2粒、酸梅1粒。

作法

先將苜蓿芽洗淨平鋪於盤上,再將奇異果、番茄、楊桃切成薄片,排於苜蓿芽之上。

選用沒有不良添加物的酸梅一粒,裝飾於中央,即告完成。

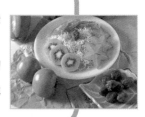

滋補雜糧粥

材料

蓮子10粒、芡實30公克、綠豆30公克、薏仁60公克、地瓜60公克、山藥60公克。

作法

地瓜與山藥先削皮切丁。

所有材料加水1000c.c.,大火先煮滾,再轉為小火,繼續煮至熟爛。

叮嚀

宜溫熱進食。

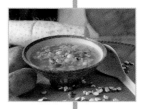

紫蘇菊花茶

材料

紫蘇20公克、菊花20公克、冰糖10公克。

作法

將紫蘇、菊花、冰糖一起放入鍋內,加水600c.c.。

大火先滾後,小火再煮20分鐘,將渣濾清,便可飲用。

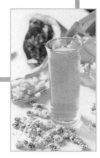

優酪乳

材料
原味的優酪乳200公克、小紅莓或葡萄乾少許。

作法
將小紅莓或葡萄乾，平鋪於優酪乳之上，即可進食。

加值配方
吃優酪乳時若能添加三寶（大豆卵磷脂、小麥胚芽、啤酒酵母），則營養接近百分百，可迅速增強抗病力。

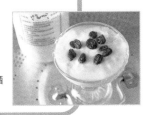

甘麥大棗湯

材料
小麥60公克、大棗（紅棗）18粒、甘草15公克。

作法
將小麥先用水泡軟，再加以碾碎，大棗洗淨用刀剖開。
然後加入甘草與水1000c.c.，先用大火煮滾，再關成小火續煮60分鐘。
去甘草，吃棗喝湯，每天早晚各吃1碗。

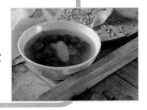

百合蓮藕湯

材料
百合2錢，蓮藕2錢。

作法
將乾品的百合與蓮藕放入鍋內，加水600c.c.。
大火滾後，小火續煮20分鐘，將渣濾掉，便可飲用。

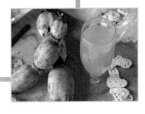

百合蓮藕湯

虚性體質者食用蓮藕，可增進體力

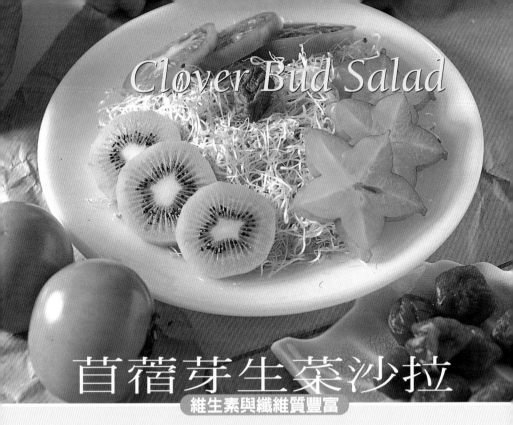

Clover Bud Salad

苜蓿芽生菜沙拉

維生素與纖維質豐富

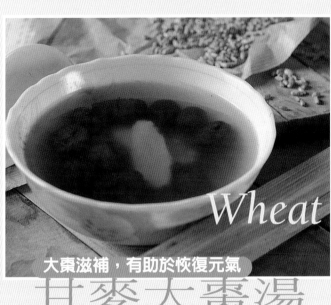

大棗滋補，有助於恢復元氣

Wheat Soup

甘麥大棗湯

養生常識Q&A

Q 何謂溫熱性食物？

A 溫熱性食物吃後身體會生熱，使機能興奮、增加活力，適合寒性體質者吃，可改善其衰退沉滯、貧血萎縮的機能。相反的，若讓熱性體質者吃，則會因過度興奮亢進，反而造成發腫、充血、便祕等病症，諸如：荔枝、當歸、薑、龍眼、大蒜、蔥白、木瓜、杏仁、花生……等溫熱性食物，最好不要多食。

Q 何謂寒涼性食物？

A 寒涼性食物吃後對生理機能有鎮靜及清涼消炎的作用，適合熱性體質者吃，可改善其失眠、腫脹及炎症。相反的，若讓寒性體質者吃，則反使冷症及貧血現象更為嚴重。寒涼性食物諸如：綠豆、海帶、西洋參、梨、菱角、芒果、菊花、車前草、絲瓜等。

Q 何謂滋補性食物？

A 滋補性食物食後可增進體力，恢復元氣，適合虛性體質者吃。相反的，若讓實性體質者吃，則會造成便祕、汗排不出、病毒積在體內，反而引起高血壓、發炎、中毒等病症。諸如：高麗參、紅棗、栗子、山藥、櫻桃、胡麻……等。

Q 何謂瀉性食物？

A 瀉性食物可協助病毒或代謝廢物排除體外，並改善便祕，適合實性體質者吃。相反的，若讓虛性體質者吃，只要食用過量，便會造成下痢，使身體更虛弱，對病毒之抵抗力降低。諸如：蘆薈、芹菜、傳統豆腐、蘆筍、香蕉、西瓜、鳳梨、蜜柑、蕃薯葉、牛蒡……等。

Ⓠ 何謂**熱性體質**？（適合吃涼寒性食物）

Ⓐ 熱性體質的身體症狀是：腺體亢進、身體機能代謝快、運動過度、易興奮緊張，常口乾舌燥、嗜喝冷飲、顏面潮紅、眼睛充血、身體易上火發炎、常便祕、尿量少而色黃、婦女生理週期常提早。

Ⓠ 何謂**寒性體質**？（適合吃溫熱性食物）

Ⓐ 寒性體質的身體機能代謝活動均比較衰退，抵抗力弱、體溫不足、手腳常冰冷、臉色蒼白、貧血怕冷、精神萎靡、行動無力、常腹瀉下痢、喜喝熱飲、尿量多而色淡、婦女生理週期常過遲。

Ⓠ 優酪乳對人體健康有何益處？

Ⓐ 優酪乳中之乳酸菌含有具抗癌作用之干擾素，能分解腸內致癌物質，並將之排出體外，發揮淨腸防癌之功效。優酪乳的蛋白質含量，是牛奶的四倍，且富含易被人體吸收的乳酸鈣質及鉀、鐵、磷，是生機飲食的最佳營養補助品。

躁鬱症患者禁忌事項

忌吃辛溫燥熱性食物▶▶如：辣椒、薑、酒、韭菜、大蒜、洋蔥、胡椒、芥末、紅辣椒……等。

忌外界刺激▶▶周遭人士勿打、罵、嘲笑……等刺激患者。

忌在進餐前用腦過度▶▶最好能聽聽音樂，看看畫報，以保持情緒上輕鬆愉快。

忌令人不快的話題▶▶進餐時切勿談論使人忿怒或悲傷的話題。

忌用餐後過度勞動▶▶進餐後要休息，切勿參加勞累的體力活動。

香甜入夢，不再**失眠**

如有失眠症狀，

儘量別靠安眠藥助眠，

以免養成藥癮，

許多天然食物都有不錯的助眠效果，

先試一試再說。

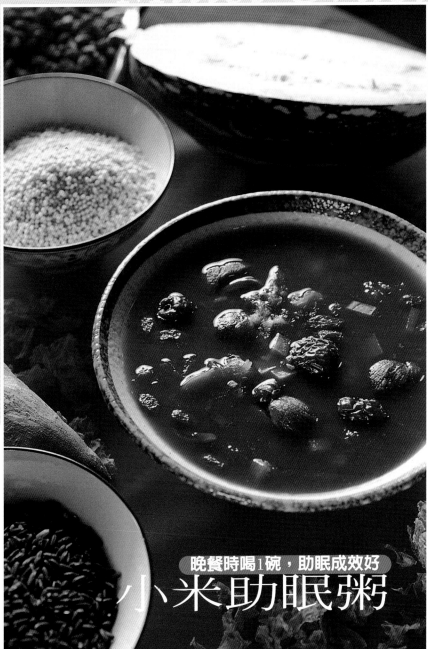

Millet Gruel

晚餐時喝1碗，助眠成效好
小米助眠粥

失眠的認知

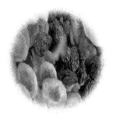

失眠很傷身,熟睡時人體會自行療傷復元,睡足了自然精神煥發,體力充沛,若是長期失眠,就會整天精神渙散,委靡不振,健康每況愈下。

服藥助眠非上策

失眠患者常依賴安眠藥或鎮靜劑來幫助入睡,但在使用一段長時間後,如果突然停止不用,便可能出現更嚴重的失眠,並且經常伴隨夢魘,這便是過度服用安眠藥的後遺症。

一般人有時會因某些掛慮或興奮的事情而輾轉難眠,這一類的失眠都是短暫的,並非真正的失眠症,只要該肇因消失後,自然就會恢復正常的睡眠,千萬不要在這種情況下就急著吃安眠藥,凡遇失眠,不妨在吃藥之前,先試用天然的助眠飲食以及熱水泡腳的方法,來幫助入睡,才是保健的上策。

吃安神飲食好眠

在三餐的佐菜中,應多吃安神菜。所謂安神菜係指金針菜與洋蔥,金針菜要煮熟,洋蔥則要半生不熟,效果才更好,烹調方式不拘,炒菜、煮湯均適宜。

晚餐至少要喝一碗「小米助眠粥」。

睡前兩小時要喝300c.c.的「酸棗仁湯」或「蓮藕生

生機飲食對症調養
Organic Meals Make You Healthy

汁」。蓮藕生汁係將新鮮蓮藕洗淨榨出然後再用隔杯加溫的方式，將蓮藕生汁的溫度提高至38℃左右（以手測微溫即可）。

臨睡前若再小酌一杯（30～50c.c.）洋蔥葡萄酒，那就更容易進入夢鄉，日常的飲料應以「小麥甘草紅棗湯」與「西洋參茶」為主，二者可輪流交替當開水喝，日飲至少1200c.c.才顯效果。

常遇夢魘，惡夢連連的人，則可在睡前喝一杯「川椒茶」，只要持之以恆連喝一星期，夢魘的現象便會逐漸消退。除了飲食的加強，若同時進行熱水泡腳，則夢見周公便易如反掌，不但可揮別失眠，甚至還會睡得呼嚕呼嚕的！

失眠者食養要領

睡前喝小米粥 ▶▶ 小米中含有色胺酸和澱粉，食後能促進胰島素分泌，從而提高能進入腦內色胺酸的量，使人酣然入睡。

或在**睡前喝杯溫牛奶** ▶▶ 牛奶也含有能使人產生睡意的生化物質——色胺酸，不必喝多，約喝200～300c.c.就有明顯的助眠效果。

睡前兩小時作適當運動15～30分鐘 ▶▶ 因運動會使睡眠中樞休息得更好，順利進入夢鄉。

睡前兩小時作熱水泡腳 ▶▶ 可促進血液循環，消除全身疲勞，能有效改善失眠與減少惡夢。

常梳頭 ▶▶ 頭為諸陽之會與百脈相通，經常用髮梳或刮痧板梳頭，能刺激頭部穴位，調節中樞神經系統，可消除神經衰弱，改善失眠。

酸棗仁湯

睡前2小時飲用，有助睡眠

臨睡前小酌一杯，香甜入夢

洋蔥葡萄酒

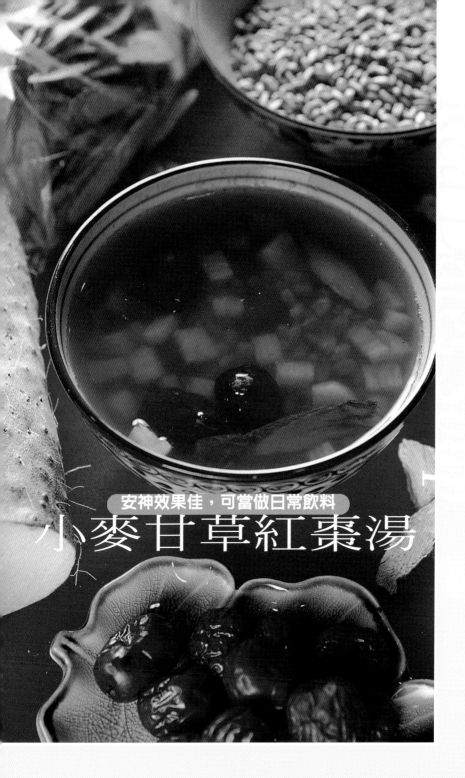

安神效果佳，可當做日常飲料

小麥甘草紅棗湯

生機飲食DIY

小米助眠粥

材料

小米100公克、紅棗6粒、枸杞子1湯匙、酸棗仁10公克。

作法

先將酸棗仁洗淨加水1000c.c.，入鍋大火煮滾，轉為小火再煮20分鐘，然後將酸棗仁渣濾掉，留湯備用。

將上項酸棗仁湯加入小米、紅棗、枸杞子（材料均要先洗淨），大火先煮滾，小火續煮30分鐘，關火燜10分鐘即可。

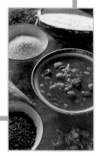

小麥甘草紅棗湯

材料

小麥50公克、甘草6公克、紅棗10粒。

作法

將小麥、甘草與紅棗洗淨，再用沸水約800c.c.浸泡30分鐘，然後以大火煮滾，小火續煮30分鐘即可，以喝湯為主，小麥與紅棗亦可進食。

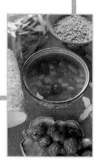

酸棗仁湯

材料

酸棗仁6公克、茯苓5公克、川芎3公克、知母4公克、甘草2公克。

作法

將所有材料加水600c.c.，大火滾後，轉為小火續煮30分鐘，濾渣後便可喝湯。

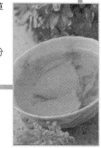

洋蔥葡萄酒

材料
洋蔥1個、紅葡萄酒1瓶（約500c.c.）

作法
洋蔥先剝去外皮，再用冷開水沖洗乾淨，瀝乾後用刀切成小瓣。
準備一個玻璃罐，洗淨後再用沸水消毒殺菌，玻璃罐瀝乾後便可倒入葡萄酒與洋蔥瓣片，將罐蓋封妥，放置陰暗處三天後即可飲用，飲剩者宜放冰箱冷藏。

叮嚀
洋蔥處理時，不可沾到生水。操作時雙手先用開水洗淨。

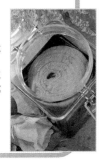

西洋參茶

材料
西洋參6片。

作法
西洋參6片，用沸水500c.c.沖泡，泡約30分鐘後即可飲用。

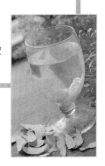

川椒茶

材料
川椒10粒左右。

作法
用250c.c.沸水沖泡川椒，約泡30分鐘即可飲用

叮嚀
川椒藥性熱，容易上火忌服過多，在中藥裡被稱為辟邪之藥。

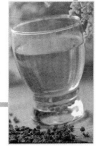

失眠

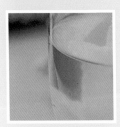

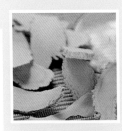

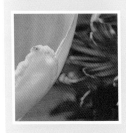

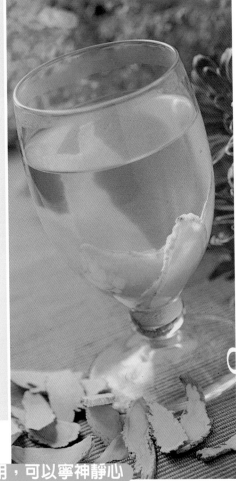

日常飲用，可以寧神靜心

西洋參茶

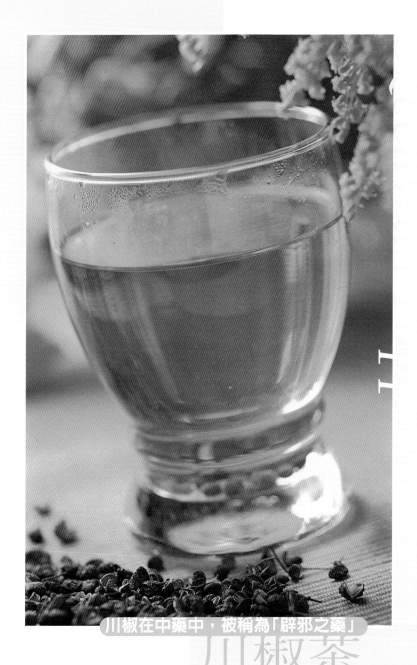

川椒在中藥中，被稱為「辟邪之藥」

川椒茶

養生常識Q&A

Q 失眠者為何宜常吃富含銅、鐵的食物？

A 人體攝入礦物質的種類及含量充足與否，會影響人的睡眠，若是體內長期缺銅與鐵這兩種礦物質，就會導致失眠。

含銅豐富的食物核果類，如：腰果、松子……等，莢豆類，如：豌豆、花生、扁豆……等，糖蜜、葡萄乾、巧克力、可可、全穀類、乾燥水果……等。

含鐵豐富的食物如：蛋、龍眼乾、黑芝麻、黃豆、黑豆、金針菜、芹菜、油菜、杏子、桃子、李子、葡萄乾、紅棗、橘子、柚、無花果、糖蜜、啤酒酵母、全穀類……等。

Q 為何盡量不要吃安眠藥？

A 安眠藥雖有很好的催眠作用，但潛在的危險更多，諸如：安眠藥會鬆弛中樞神經系統，以致紊亂正常的睡眠時程，使得早上不易醒來，或者雖已睡醒，但卻精神萎靡。安眠藥對大腦皮質有麻醉作用，除了影響到短期記憶功能，吃過量的安眠藥，還會使人出現呼吸暫停的現象，十分危險。

經常使用安眠藥，會加重肝臟負擔，對肝臟極為不利。盡量採取飲食調養的自然古法來改善失眠，不要輕易服用安眠藥，否則會產生不良副作用，對健康影響甚大。

Organic Meals Make You Healthy

生機飲食對症調養

兩種簡易有效的催眠法

一、叩齒催眠法

仰臥在床，輕輕叩齒，以每秒二次的速度進行，同時默數叩齒次數，由一數到一百，再回頭由一數起，一般情況下叩齒約三百次即可入睡，十分有效。

二、搖擺催眠法

仰臥在床，蓋好棉被，然後頭部從正位向右側輕緩的搖滾，擺角為5至10度，擺速約兩秒一次。

滾動頭部的同時，默數擺動次數，由一數到一百，再回頭從一數起，數至三百為止。這樣睡意很快就會來臨，仍睡不著者，再改向左側搖滾三百下，一定可以睡著。

失眠者禁忌事項

忌長期服用安眠藥▶▶因長期服安眠藥會成癮，也會損害肝臟。

忌睡前從事緊張的腦力活動▶▶以免精神過於亢奮，難以成眠。

忌辛辣食物▶▶如：蔥、韭菜、大蒜、辣椒……等，會使陰虛火旺的失眠患者，徹夜難眠。

忌服用興奮刺激之物▶▶如：濃茶、咖啡、抽菸……等，會讓人難以入眠。

忌補陽助火的中藥▶▶補陽助火之中藥是神經衰弱者所不宜，如：鹿茸、牛鞭、海馬……等，會造成失眠更嚴重。

忌肥膩之物▶▶如：油煎油炸食物、牛排、臭豆腐、炸薯條……等，會使人消化不良，腹脹難以入眠。

失眠

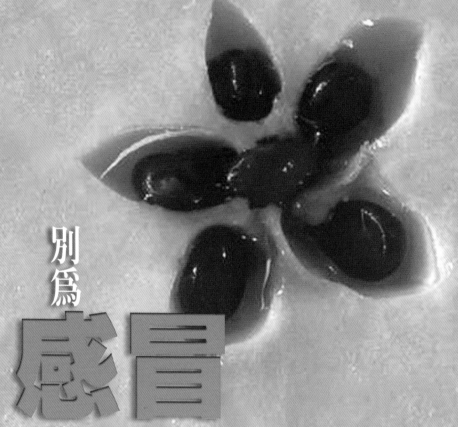

別爲

感冒

傷腦筋

感冒會使身體抵抗力降低，

為其他病症大開方便之門，

因此一有患病前兆，就要主動出擊，

對症調養，不讓病魔稱心如意。

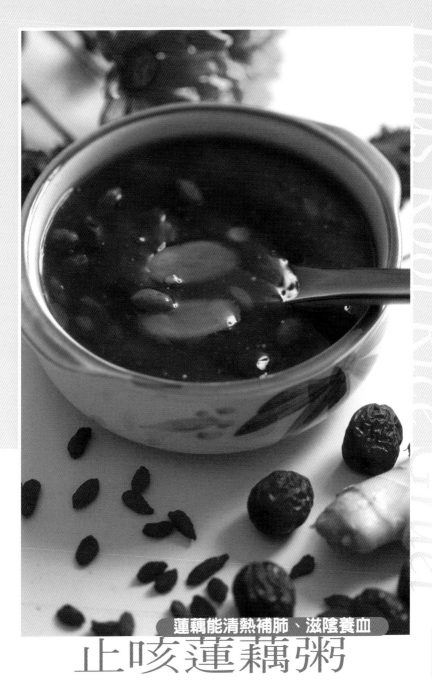

蓮藕能清熱補肺、滋陰養血

止咳蓮藕粥

感冒的防治

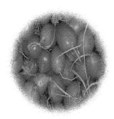

感冒是百病之開門者，因它的得勢，使得身體的抵抗力降低，有很多嚴重的疾病幾乎都是感冒所引發的。但只要飲食調養得當，感冒也都會在五到十天內，甚至兩三天內不藥而癒。

小病不留心，大病來纏身

一旦發現感冒症狀，要趕緊調整三餐食譜，攝食營養均衡完整的食物，只要五大營養俱備，感冒便會在短時間痊癒。倘若掉以輕心，不慎引起二度感染，就可能會併發支氣管炎、中耳炎、鼻竇炎、急性咽喉炎，甚至肺炎、胸膜炎……等嚴重疾病，極可能因此病情加重，持續惡化而危及生命，因此對於感冒不可等閒視之。

主動出擊，防治感冒

感冒初期，便要積極防治，從飲食起居的各個層面調養身子，不讓感冒有坐大的機會。

在飲食方面，一要多喝大量的水。二要多吃富含維生素與礦物質的蔬菜及水果、各式的熱飲，以及高熱量、易消化、均衡營養的三餐。三要針對症狀，用飲食調養，諸如：感冒前兆初起時，吃豆皮蔥薑蒜熱湯；咳嗽時，吃止咳蓮藕粥；鼻塞時，用生理食鹽水洗鼻；失眠時，多吃洋蔥，並且熱水泡腳；發燒時，吃高C果汁。

在生活起居方面，要多休息靜養，並添加衣著及被褥，注意身體的保溫，切勿再度受寒。發燒嚴重時應避免入浴洗

澡，最好在退燒2-3天後，再行入浴。

如果症狀嚴重，應迅速請醫師診療，不可拖延。以免併發其他的病症。

感冒食養要領

宜常用鹽水或大蒜冰糖水漱口▶▶鹽的抑菌力強，大蒜的殺菌效果更明顯。

宜用熱水燙腳▶▶用45℃～50℃的熱水泡腳，熱水要將整個腳背淹沒，如水溫有所下降，隨時添加熱水，保持水溫，持續泡20～30分鐘，只要讓身體發熱出汗，頭痛、筋骨酸痛等的感冒症狀即可減輕，泡後要喝1杯鹽水或溫開水。

宜用吹風機對準口、鼻吹熱風▶▶有打噴嚏的症狀時，只要立刻將吹風機對準口鼻吹熱風，每天數次，每次吹5分鐘即可避免感冒。

宜常吃柿子▶▶柿子營養豐富，含各種維生素與多量的胡蘿蔔素，胡蘿蔔攝入人體能轉化為維生素A，可強化鼻黏膜的抗病功能，可有效防治感冒。

宜多進水分▶▶感冒多伴有發熱，故應多喝水，每日喝水至少2500c.c.～3000c.c.，可幫助退熱及排除病毒。

感冒禁忌事項

忌過量服用阿斯匹靈▶▶服藥過量，容易引起副作用。

忌用力擤鼻涕▶▶以免造成逆行感染，引起鼻竇炎或中耳炎。

感冒嚴重時，忌乘飛機▶▶飛機降落時，容易引發「航空性中耳炎」，出現耳痛、耳鳴，甚至眩暈、嘔吐等症狀。

忌辛熱食物▶▶辣椒、麻辣豆腐、狗肉等辛熱食物，會助火生痰，使頭痛、鼻塞加重。

忌抽菸▶▶抽菸會刺激呼吸道，使黏液、痰大量增加，病情會加重，日久成為氣管炎。

忌興奮之物▶▶如酒、咖啡、濃茶及某些興奮性飲料，會使病人興奮不得安寧，無法靜心怡養，等於火上加油。宜休養調息，養精蓄力，以抵抗病毒。

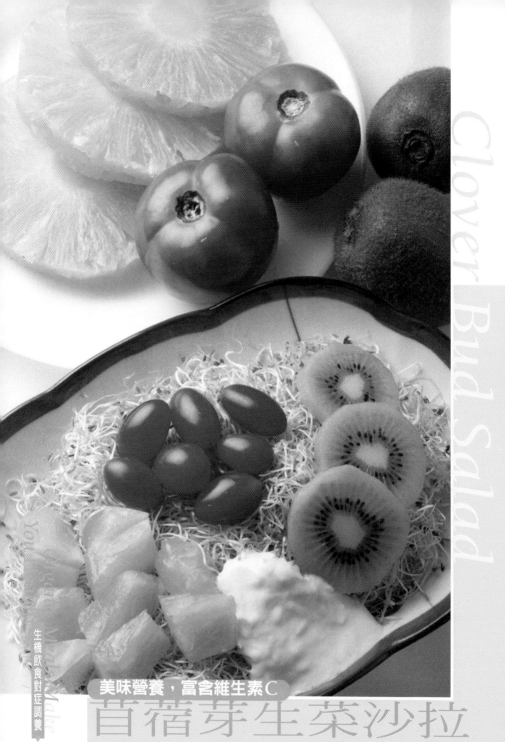

美味營養，富含維生素C

苜蓿芽生菜沙拉

豆皮蔥薑蒜熱湯

喝湯出汗後，感冒就好了一半

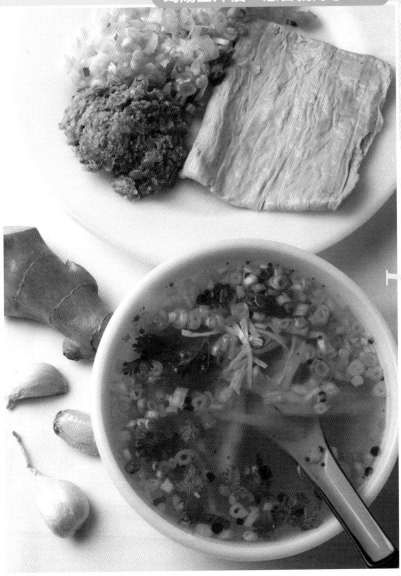

Sweat Soup

生機飲食DIY

止咳蓮藕粥

材料

紅棗5粒、枸杞子20～30粒、老薑2片、紅糖1湯匙、水700c.c.、蓮藕粉2湯匙。

作法

先將紅棗、杞子、老薑、紅糖及水一起下鍋煮，先大火滾後，小火續煮20分鐘。將純正蓮藕粉2湯匙先用冷水調勻，慢慢倒入鍋內勾芡。待再滾時，關火燜5分鐘即可。

叮嚀

平常可服用，溫熱吃較佳。若夜間咳嗽甚劇，則睡前吃1碗（要溫熱吃），可減緩咳嗽，並有助於睡眠。耐心吃半個月，咳嗽便會明顯改善。

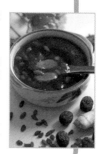

苜蓿芽生菜沙拉

材料

苜蓿芽1碗、奇異果1粒、鳳梨1片、小番茄5～10粒（大番茄亦可，用1個）、優酪乳1瓶。

作法

1碗份量的苜蓿芽平鋪在盤中，將奇異果、鳳梨削皮切片或切丁，與小番茄鋪於苜蓿芽上。用優酪乳當作佐醬。

加值配方

將優酪乳加上如：鳳梨、蘋果、草莓等甜性水果，用果汁機攪拌均勻，可製成更可口的沙拉醬，美味又營養。

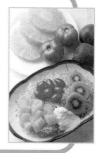

魚腥草茶

材料

魚腥草（乾）4兩、薄荷草（乾）1兩、水6000c.c.。

作法

先將魚腥草洗淨，與水6000c.c.浸泡10分鐘。大火煮滾後，小火續煮20分鐘。薄荷草洗淨後，放入鍋內便關火，燜5～10分鐘。將草渣濾掉即完成。

叮嚀

魚腥草茶可以每天當飲料喝，但喝不完時必須放入冰箱冷藏，再喝時要回溫，勿在冰冷時飲用。

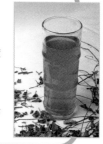

豆皮蔥薑蒜熱湯

材料

新鮮豆皮1塊、老薑3片、蔥白5條、大蒜2瓣、味噌（無防腐劑）1小匙（約10～15公克）、麻油3～5滴、香菜酌量。

作法

先將新鮮豆皮切成細條、老薑切絲，與味噌1小匙、水3碗（約700c.c.）一起放入鍋內，大火滾後，小火續煮20分鐘，然後關火。

蔥白與大蒜先洗淨，然後去薄膜切成細末，放入另1碗內（用中碗）。

將已降溫不燙的湯倒入碗中，並灑上3～5滴的麻油與適量的香菜即告完成。

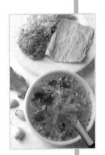

叮嚀

千萬別等湯涼了才食用，趁熱吃較容易發汗，感冒才容易痊癒。宜睡前兩小時趁熱吃（最好能在排尿後才上床睡覺，以免夜間起來上廁所，影響睡眠）。另外，白天也可煮來當點心。

高 C 果汁

材料

柳丁（或香吉士）2粒、檸檬1粒、葡萄（黑皮、巨峰品種）10～25粒。

作法

先削去柳丁、檸檬的外皮，保留白色的內皮。

將去外皮的柳丁與檸檬，切大塊後用分離式榨汁機榨出原汁。

葡萄泡鹽水5分鐘後，仔細清洗、去皮去子。

將去皮去子的葡萄肉與柳丁、檸檬原汁放入果汁機打勻即可。

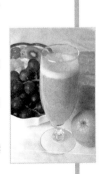

叮嚀

雙手要洗淨，尤其是指甲縫有許多細菌，最好戴免洗手套比較衛生。

加值配方

若小朋友嫌酸，可選小粒的檸檬，或者多加一些葡萄、蜂蜜調味，味道會更可口。

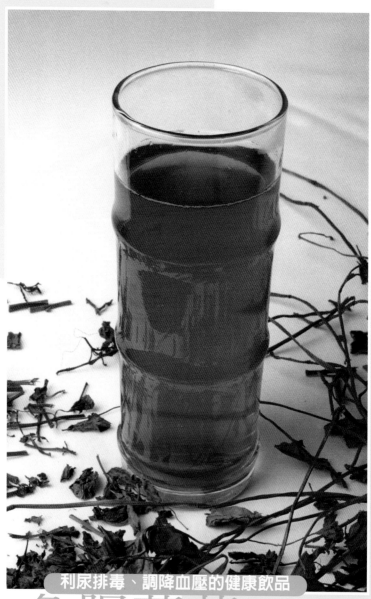

利尿排毒、調降血壓的健康飲品

魚腥草茶

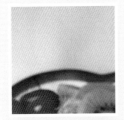

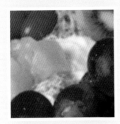

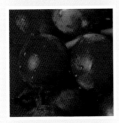

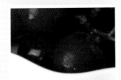

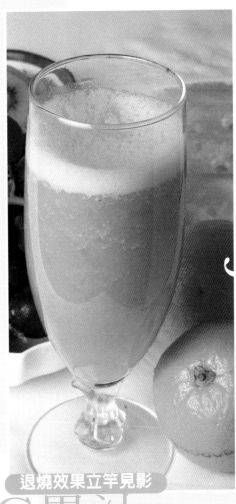

退燒效果立竿見影
高C果汁

養生常識Q&A

Q 哪些蔬菜水果富含維生素C，可以有效預防感冒？

A 富含維生素C的蔬菜，如：甘藍、青椒、香菜、花椰菜、豌豆、菠菜、蘆筍等。富含維生素C的水果，如：番石榴、柳橙、香瓜、葡萄柚、草莓、芒果等。

Q 因感冒引起的鼻涕倒流，該吃些什麼來改善症狀？

A 陳皮、白蘿蔔、蔥白可治鼻涕倒流，蔥白具有發汗作用，白蘿蔔可以順氣理氣，陳皮則可理氣化痰。將陳皮1兩，白蘿蔔（不去皮）1條，蔥白（連蔥頭，但蔥尾不要）4兩，一起入鍋加水20碗，熬成5碗，然後加少許黑糖，分三次喝，只要按此方法連喝兩星期，鼻涕倒流即可改善。

Q 魚腥草的功用？

A 常喝魚腥草茶可以利尿排毒、調整血壓，並可改善膀胱炎與耳鼻疾病。

Q 喝高C果汁，對身體有哪些好處呢？

A 空腹時喝高C果汁，效果最佳。喝高C果汁不僅可退燒，尚可預防感冒，增強抵抗力，穩定病情，幫助身體復原。

Ⓠ 爲什麼糖尿病患者及腫瘤患者食用高Ｃ果汁時，要減少葡萄的分量？

Ⓐ 因葡萄甚甜，糖尿病或腫瘤患者僅可用10粒，以免過甜，反有礙病情；其餘者，可用25粒。

對抗感冒的三絕招

口、鼻吸熱風當打噴嚏時，就是感冒快臨頭的前兆，此時只要趕快拿吹風機對著鼻孔吹熱風，讓鼻子持續吸熱風5～10分鐘，感冒就會遠離。

蒜頭冰糖水自製一瓶蒜頭冰糖水，蒜頭用3～5瓣，去薄膜切片與冰糖1湯匙，冷開水500c.c.，一起混合裝瓶，放冰箱冷藏，靜置一天即可使用，平常只要常用此蒜頭冰糖水漱口（不必吞嚥，只要讓蒜頭冰糖水接觸喉嚨深處即可），感冒就不會上身。

蜂膠居家常備一瓶蜂膠，只要有感冒的徵兆時，趕緊將蜂膠滴向喉嚨，一次5～10滴，感冒就會消失得無影無蹤。

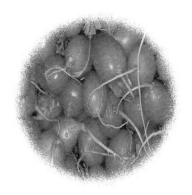

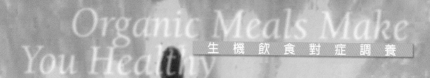

Organic Meals Make
You Healthy

不再 咳嗽 連連

咳嗽是項警訊，

告訴我們呼吸道出了毛病，

除了就醫診治之外，

也可藉助溫潤滋養的飲食，

緩和咳嗽的不適。

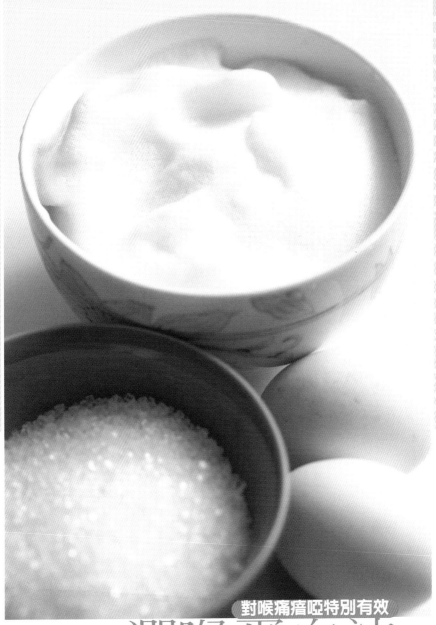

Albumen Mousse

對喉痛瘖啞特別有效

潤喉蛋白沫

咳嗽的認知

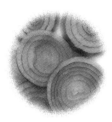

咳嗽乃是喉頭及氣管、支氣管黏膜受到刺激，而發生的現象。這現象是一種很有用處的反射機能，當有害物侵入呼吸器官時，肺部空氣以爆發性方式噴出，藉以保護呼吸器官。

咳癢不止真難受

咳嗽最難纏，咳嗽的人老覺得喉嚨好像有隻毛毛蟲，癢個不停，非得一咳為快不可；嚴重時，甚至咳到沙啞失聲，喉嚨紅腫，嚥吐均痛。

吃溫和滋養的食物調養

引起咳嗽的病因十分複雜，並非只是感冒引起，在就醫求治之同時，若能搭配對症的調養食譜，則必能加速痊癒，雖可能因為病情不同，吃了未必有效，但這些都是天然食物，非但無副作用，而且亦能滋養身體，對健康是有益無害。

蓮藕的健康功效

蓮藕可作成止咳蓮藕羹或蓮藕汁。蓮藕汁係採用1台斤蓮藕，洗淨切細塊加水用果汁機拌勻，然後濾出汁來，將湯汁與少許冰糖入鍋熬煮成勾芡狀，待降溫後便可吃。每天早晚各吃一次，連吃三天便可減輕咳嗽。

白蘿蔔的健康功效

白蘿蔔對寒痰、熱痰均有效，常用的方法有三：（1）

白蘿蔔連皮切薄片與冰糖合煮，將其湯汁當開水喝可去寒痰。（2）白蘿蔔刨成絲置碗內，上覆麥芽糖靜置半天待其出水，然後喝此蜜水可去熱痰。（3）白蘿蔔大條切半截，將心挖空填入橘餅與冰糖，放入電鍋蒸20分鐘，可連汁帶蘿蔔肉一起吃，止冷咳效果顯著。

潤肺滋養的蔬果

蔬菜中的慈菇、木耳均可潤肺止咳，生薑則可去寒痰，紫菜、竹筍、絲瓜、冬瓜、蓮藕可化熱痰。

水果中的梨、蘋果、枇杷、杏子、柿子……等均屬清熱潤肺食物，對燥咳者最適合，宜生食；亦可與其他材料，如：川貝、茶葉、冰糖、黑糖等一同蒸煮食之、效果更好。蛋、乳、蜂蜜之類滋養潤燥，多可食用而不忌。

咳嗽的食養要領

宜養成喝茶的習慣▶▶據現代藥理研究，茶葉中含有大量茶鹼，具有鬆弛平滑肌的作用，支氣管炎患者常喝茶、能改善喘息、咳嗽的症狀。

宜常服「川貝蒸梨」▶▶即用川貝5公克、冰糖15公克，與梨一個同蒸，將梨與汁一齊服下。

宜常飲「三仙飲」▶▶即將白蘿蔔250公克、蓮藕250公克、梨2個，一起榨出原汁，加蜂蜜半斤調勻，每次服用1匙，長期飲用，便能改善熱咳。

常吃蔬果類▶▶如洋菇、冬瓜、絲瓜、蓮藕、豆腐皮、荸薺、梨、枇杷等。

宜加強體質鍛鍊▶▶如游泳，或在空氣新鮮的地方散步、慢跑、練太極拳、做關節操、打乒乓球等，適量的運動，對慢性支氣管炎患者十分有益。

咳嗽的禁忌事項

忌菸、酒。

忌油煎、油炸食品 ▸▸因這些食物不易消化，導致腹脹，助濕生痰，致使咳嗽更嚴重。

忌生冷食物 ▸▸如生冷瓜果、涼拌菜、冷飲、海鮮等，易沾染細菌，使氣管痙攣，加深咳嗽，濃痰不易排出。

忌辛辣刺激食物 ▸▸如：辣椒、大蒜、韭菜、洋蔥及某些強烈的調味料，如：咖哩粉、胡椒粉等，食後刺激氣管會引起嗆咳。

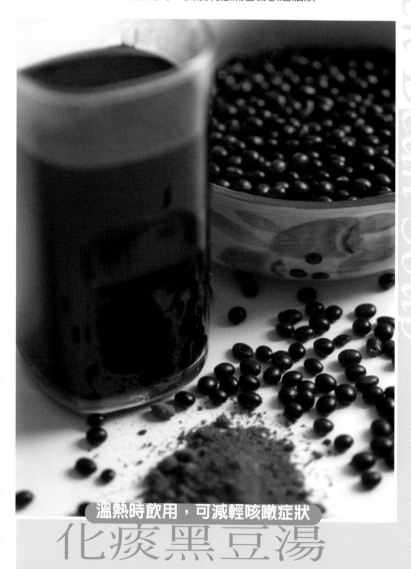

溫熱時飲用，可減輕咳嗽症狀

化痰黑豆湯

鎮咳橘茶飲

潤喉好喝的日常飲品

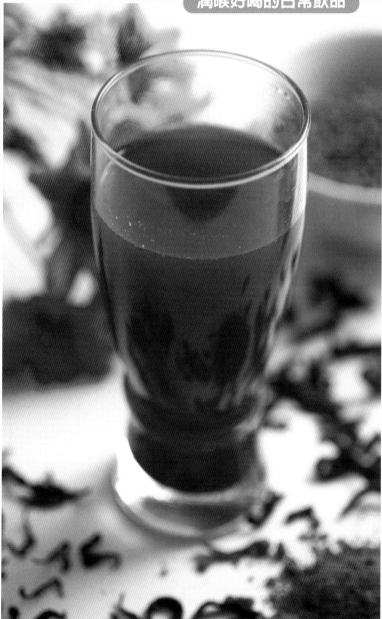

生機飲食DIY

潤喉蛋白沫

材料
蛋1個、冰糖碎粒1匙

作法
將蛋打破取出蛋清（只要蛋白不要蛋黃），放入碗內加上冰糖碎粒（或蜂蜜亦可），用打蛋器快速攪拌成泡沫狀。當喉嚨發癢或聲音沙啞時，可一次取3匙蛋白沫含在口中，徐徐吞嚥，對止咳潤喉十分有效。

加值配方
若聲音嚴重沙啞，可將綠茶（紅茶亦可）1匙，加水500c.c.煮滾後，小火續煮10分鐘。再將蛋1個，取其蛋清加冰糖打成泡沫後，將煮沸的茶水沖入蛋白沫中，然後在睡前趁熱喝完，蛋白沫要全部吃下。因蛋白沫會一直梗在喉嚨，經一夜的滋潤，隔日清晨，聲音就不再沙啞了。

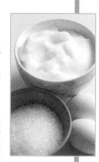

止咳蓮藕羹

材料
紅棗5～10粒（視大小粒）、枸杞子20～30粒、老薑2片、黑糖1匙、純正蓮藕粉2匙。

作法
紅棗洗淨用刀剖開，與枸杞子、老薑、黑糖入鍋，加水3碗、大火先滾後，小火續煮20分鐘。
蓮藕粉2匙先用冷水調勻，趁熱入鍋勾芡，再滾時即關火燜5分鐘。

叮嚀
宜趁熱吃，只要連續吃半個月，止咳效果十分顯著。

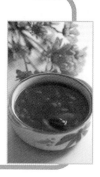

Organic Meals Make You Healthy

生機飲食對症調養

川貝蒸梨

材料

梨1個（大粒）、川貝1/2匙、冰糖2匙。

作法

將梨的上緣削掉薄薄一片，並將中間梨心挖掉，再填入川貝（先磨成碎粒）與冰糖。

用碗盛梨，放入電鍋，蒸煮30分鐘即可，梨肉與湯汁均要吃。

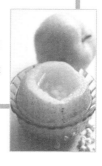

化痰黑豆湯

材料

黑豆3湯匙、黑糖1/2匙、老薑2片（匙：喝湯的湯匙）。

作法

將黑豆洗淨後與黑糖、水3碗入鍋合煮。

大火滾後，小火煮10分鐘，將湯濾出，便可飲用。

叮嚀

宜溫熱喝，只要連續喝一週，便可減輕咳嗽。

若是因為感冒而引起的咳嗽，可加老薑一起煮。

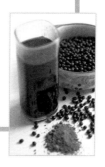

鎮咳橘茶飲

材料

茶葉1/2匙、陳皮1匙、黑糖1/2匙、綠豆2匙

作法

綠豆洗淨後與茶葉（綠茶較佳）、陳皮、黑糖一齊入鍋，加水800c.c.大火先滾，小火續煮10分鐘，將湯濾出，即可飲用，只要當作日常飲料喝，連喝一週，便可減輕咳嗽。

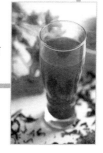

咳嗽

Organic Meals Make
You Healthy

蓮藕可化熱痰，潤肺止咳

止咳蓮藕羹

川貝蒸梨

可口又潤肺止咳的甜品

Pear with Fritillaria

咳嗽

161

Q 為何咳嗽時，不要急於止咳？

A 咳嗽發生是因為有異物或痰液刺激到呼吸道的黏膜，經神經傳至延腦的咳嗽中樞，咳嗽中樞立即發出命令，再由神經傳進呼吸道的平滑肌與喉頭的相關肌肉。於是引發咳嗽動作，促使異物或濃痰排出體外。

這種咳嗽動作，乃是一種生理上的保護作用，可避免異物或濃痰堆積在氣管中，造成呼吸道阻塞，胸悶難受，進一步還會引起細菌感染，使病情惡化。

故咳嗽初起時，不要急著吃止咳藥，應吃對症的天然食物，使異物或痰液能自然咳出。然後透過身體的自癒力，便能逐步減緩咳嗽、恢復正常，方為治咳上策。

強身美顏篇

Stand By Youth

美膚
減肥
懷孕
更年期

讓 皮膚 水噹噹

想要肌膚白嫩幼秀，

不必花大錢買保養品，

只要攝取維生素豐富的有機蔬果，

一樣可以除斑去痘，容光煥發。

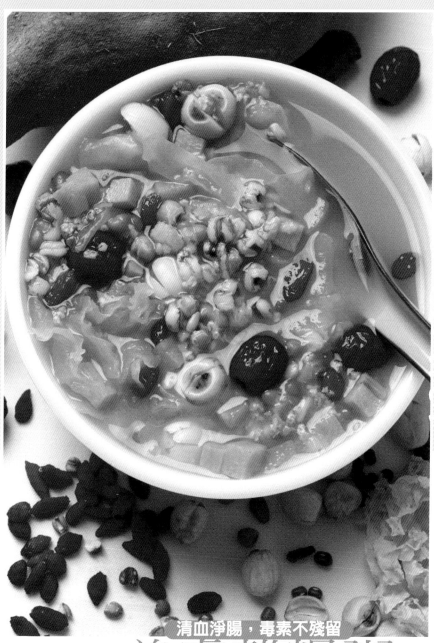

Skin Rice Gruel

清血淨腸，毒素不殘留
美膚雜糧粥

皮膚的認知

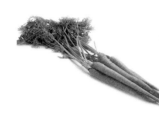

皮膚是一面鏡子，可反映出一個人的內臟健康與精神狀態。當一個人的營養均衡又樂觀豁達，臉上必神采奕奕紅潤艷麗，如果心情惡劣食慾不振，則面容自當憔悴黯淡無光。

保持好心情

若想養顏美容青春長駐，首要功課便是學習掌握心情，不論遇到任何逆境，都要沉著應付笑臉相對，別讓煩惱憂愁戕害了我們原本美艷的肌膚！

不讓黑斑吻上你的臉

臉上有黑斑、雀斑乃是皮膚裡的黑色素作怪，能漂去黑色素的營養素，則是維他命Ｃ、檸檬酸與鉀。含這類營養素的食物是檸檬、柑橘、番茄與甘薯等。故每天喝一杯「糖蜜檸檬水」，並享用一盤「生機什錦水果」與一碗「美膚雜糧粥」，耐心吃兩個月後，您將眼看著黑斑逐漸淡化而雀躍不已！

白就要白得漂亮

單靠皮膚白還稱不上美，若能白裡透紅容光煥發，才稱得上漂亮！對於這一層，醱酵乳（即優格）、酪梨與苜蓿芽所提供的蛋白質是非常有效的。與其在外表皮膚塗抹昂貴的化妝品，不如從皮膚裡層補充足夠的營養，只要每天能吃一盤七彩繽紛的「苜蓿芽生菜總匯」，那才真正裡外兼顧，不但顧全了內臟的健康，也美白了全身肌膚。

美白的最大敵人

　　甜食與辛辣食物是美白的最大敵人。平常愛吃甜食與咖哩、胡椒、辣椒等刺激品，再加上抽菸過量，會造成酸性體質，導致皮膚早衰，最常見的便是看電視時不斷得吃重口味的零食，或朋友聊天時不停地抽菸，這種情況最容易口乾舌燥，造成內臟上火發炎，臉上佈滿痘痘，此時應立刻改掉不良習慣，多吃涼性食物來降火消炎。「左手香鮮果汁」便是當下救急的最佳護膚飲料，只要及早飲用，火氣立降，臉上的痘痘便會逐漸消失。

美化肌膚的食養要領

宜常吃▶▶薏仁綠豆湯。

宜多吃▶▶新鮮的蔬果，諸如：絲瓜、蓮藕、莧菜、地瓜葉、慈菇、黃瓜、冬瓜、茭白筍、西瓜、柳丁、奇異果、葡萄柚、番石榴……等，特別是蘋果多吃可清熱解毒，改善皮膚病。

多喝魚腥草茶▶▶對皮膚病特別有效。

宜常泡溫泉浴。

宜選用中性肥皂▶▶以免刺激皮膚，引起搔癢。

膚質不良者的禁忌事項

忌吃會引起皮膚過敏的食物▶▶如：羊肉、無鱗魚、蝦、蟹、貝殼類、蛋、牛奶、蠶豆、韭菜、茴香、蔥、蒜、辣椒、南瓜、茄子、芋頭……等。

忌油炸油煎食物▶▶少吃油炸食物，發痘機會也就降低。

忌居住在寒冷潮溼的環境

忌濫用具有刺激性的化妝品

忌搔抓皮膚患處▶▶以避免感染擴大。

忌菸、酒、濃茶、咖啡▶▶等刺激性飲食。

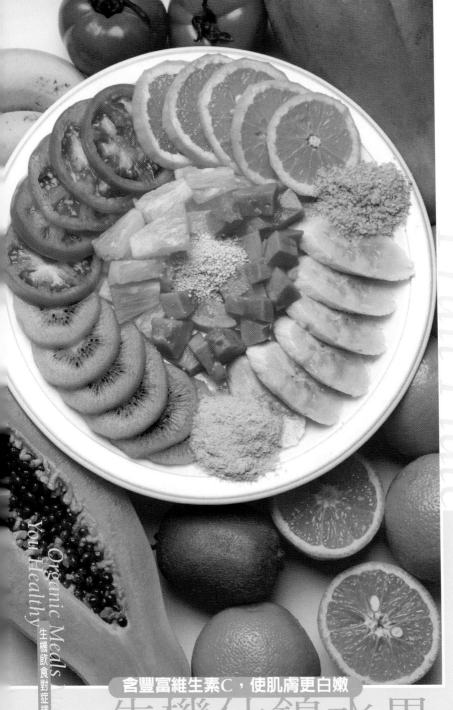

Fruit Plate

Organic Meals You Healthy 生機飲食對症調養

含豐富維生素C，使肌膚更白嫩

生機什錦水果

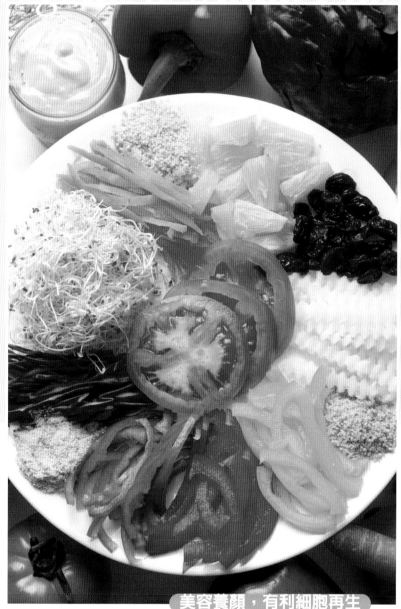

Vegetable Salad Plate

美容養顏，有利細胞再生

苜蓿生菜總匯

生機飲食DIY

苜蓿生菜總匯

材料

苜蓿芽、胡蘿蔔、紫色高麗菜、涼薯、青椒、甜椒、鳳梨、番茄等適量搭配，大豆卵磷脂1湯匙、小麥胚芽與啤酒酵母各1/2湯匙、醱酵乳200c.c.、酪梨1/2個、蜂蜜1湯匙、葡萄乾酌量。

作法

將各種菜料切絲或切丁與大豆卵磷脂、小麥胚芽、啤酒酵母、葡萄乾平鋪於盤上，另將酪梨（削皮切丁）與醱酵乳、蜂蜜用果汁機拌勻成佐醬。

叮嚀

常吃這盤五顏六色的生菜，可得到多種維生素與礦物質，有助於促進細胞再生，對美容養顏幫助甚大。

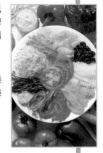

美膚雜糧粥

材料

糙薏仁100公克、小米50公克、燕麥仁50公克、綠豆50公豆、蓮子50公克、白木耳５朵、紅棗50公克、枸杞子30公克、甘薯100公克、小麥胚芽20公克、蜂蜜２湯匙。

作法

將糙薏仁、小米、燕麥仁、綠豆、蓮子、白木耳等洗淨後用滾燙的水(2000c.c.)浸泡30分鐘，然後加入紅棗、枸杞子與甘薯再用電鍋蒸煮（外鍋放3杯水約450c.c.）煮至開關跳起後，再燜3小時即已熟爛，待降溫後加入小麥胚芽與蜂蜜即可。

叮嚀

常吃美膚雜糧粥，可清熱利尿健脾養胃，尤其可清血淨腸，美化肌膚。

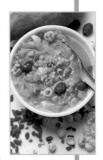

生機什錦水果

材料

柳丁（或香吉士）、番茄與奇異果各1粒、鳳梨1/4個、木瓜1/4個、香蕉1/2條、大豆卵磷脂1湯匙、小麥胚芽與啤酒酵母各1/2湯匙。

作法

將各種水果削皮切片與大豆卵磷脂、小麥胚芽、啤酒酵母平鋪於盤上。

叮嚀

五顏六色的水果提供豐富的維生素C與鉀，還有其他多種微量元素，可增強人體抗病力，使皮膚更美白細嫩。

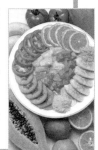

糖蜜檸檬水

材料

糖蜜1湯匙、檸檬1粒、冷開水500c.c.。

作法

將檸檬削去綠色外皮，保留白色內皮，然後用分離式榨汁機榨出原汁，檸檬汁與糖蜜稀釋於冷開水中，即完成。

叮嚀

檸檬保留白內皮所含維他命C最高，糖蜜富含鈣與鐵，只要每天清晨喝1杯糖蜜檸檬水，可補血，預防骨質疏鬆，排泄順暢，特別有助於黑斑淡化。

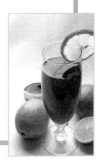

左手香鮮果汁

材料

左手香生葉30公克、柳丁（或香吉士）3粒。

作法

將柳丁榨出原汁後，與左手香用果汁機拌勻。

叮嚀

左手香可降火消炎（在青草店可買到），當火氣大導致臉上長痘、口腔發炎或喉嚨痛時，喝左手香鮮果汁可迅速改善。

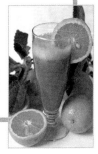

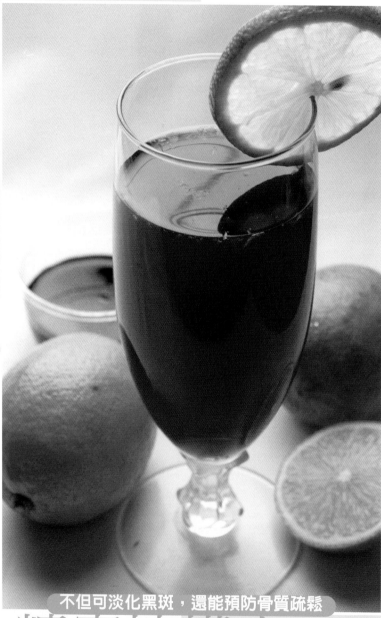

不但可淡化黑斑，還能預防骨質疏鬆

糖蜜檸檬水

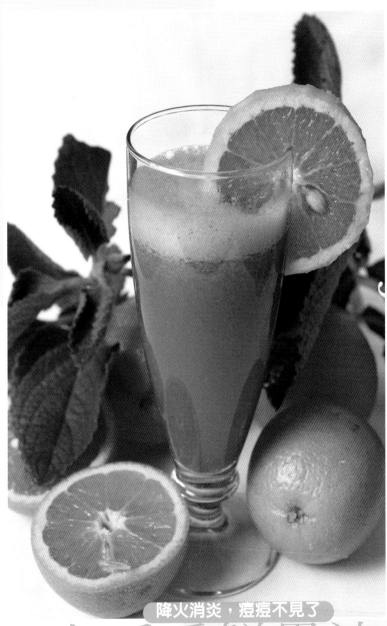

左手香鮮果汁

皮膚

養生常識Q&A

Ｑ 皮膚病患者該如何選用化妝品？

Ａ 選化妝品，不必「非貴不買」、「非洋貨不買」，用化妝品「不要多」、「不要厚」。

要適合自己的膚質 貴的不一定是好的。選用化粧品最重要的乃是要適合自己的膚質，因此習慣用的老牌化粧品才比較可靠。

不要隨便買來路不明的洋貨 化粧品的外表包裝都是非常漂亮吸引人，但可不要被包裝所矇騙，事實上許多來路不明的洋貨都是外國滯銷才流入台灣，品質上大有問題，要買就要選可靠的廠牌。

睡前最好要除粧 若睡前為了保養而塗得厚厚的，反而會在額頭、兩頰上產生紅紅的接觸性皮膚炎。

出外郊遊或做日光浴時最好不要塗太厚的化粧品 有些化粧品的成分會受陽光作用，對皮膚發生反應，很可能會產生日光性皮膚炎，千萬要謹慎。

Ｑ 為何中年婦女長青春痘要特別小心？

Ａ 女性在30歲以後還經常出現青春痘，若嚴重到連背部都有，且還會化膿的，很可能就是糖尿病的前兆，此時就要去做健康檢查，早作預防，並在飲食上開始節制。

若在短時間內突然長出許多嚴重的青春痘，則可能是卵巢癌的警訊，卵巢的腫瘤會引發荷爾蒙分泌異常，導致

Organic Meals Make You Healthy 生機飲食對症調養

青春痘大爆發。有時也有例外，有些人精神緊張、壓力太大也可能會出現青春痘。

無論如何，中年婦女只要發現青春痘莫名其妙地長出來，就應該去做健康檢查，方為上策。

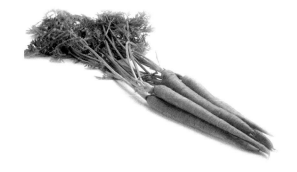

肥胖

瘦身DIY

肥胖會加重心臟的負擔，

減去多餘的重量，

把脂肪化為精力，

不僅身體更為健康，

生活也會更快樂。

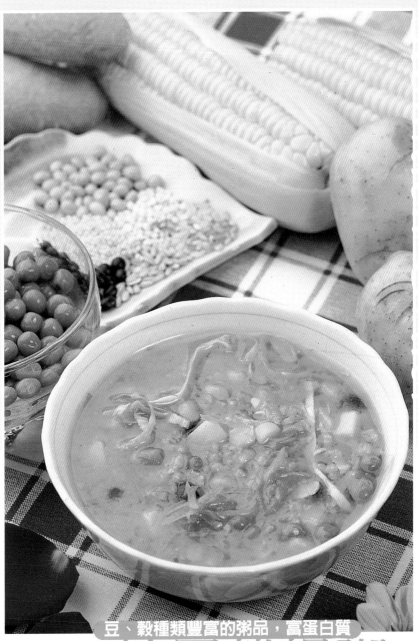

豆、穀種類豐富的粥品，富蛋白質

健胃雜糧粥

肥胖的認知

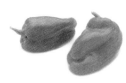

肥胖不是福，為了維持健康充沛活力，只要超過標準體重，就應該及時從飲食與運動下手，趕快將囤積的脂肪轉化為精力，讓脂肪消耗掉。

減肥，不減營養

　　單純性的肥胖，或因內分泌和代謝異常所引起的肥胖，除了要攝取富含食物性纖維的芽菜、葉菜、根莖類、水果及全穀類，諸如：糙米、全麥麵粉、雜糧等，還必須補充能幫助燃燒脂肪的各種營養素。例如：泛酸、蛋白質、碘、維生素E等等。

　　泛酸人體如果缺乏「泛酸」，脂肪只有一半可以燃燒，儲存在體內的脂肪，便不能轉化成精力，由此可見泛酸的重要性。

　　蛋白質多補充「蛋白質」，則可促進身體產生酵素，讓脂肪燃燒量提高兩倍。

　　碘、維生素E甲狀腺是決定人體產生精力快慢的關鍵性內分泌腺，因此它所需要的營養素如：碘與維生素E，就必須攝取足夠。只要人體產生旺盛精力，就能夠充分運動，促使脂肪燃燒體重下降。

攝取植物油

　　人體所積存的脂肪組織，多屬飽和脂肪，若平日不攝取適量的植物油，便無法促使飽和脂肪充份燃燒，故一天當

生機飲食對症調養

中，應該分次吃一些富含植物油的天然食物，諸如：腰果、松子、南瓜子、葵花子、核桃、花生……等，但切不可越吃越順口，若吃過量了，反而會導致更胖，少量攝取就好。

為了減肥，食物吃得太少時，也會引起腎上腺衰竭，導致血糖降低，血糖過低時便會產生壓力，造成鉀大量隨尿流失，這時鈉與大量的水，就會在體內積存，便形成了虛胖浮腫，此時就應該多吃含鉀豐富的食物，並且鹽要少吃。

10日減肥餐

大家早上起床要先喝一杯「檸檬水」，然後到公園綠地作運動，早餐吃「苜蓿芽生菜沙拉」與「薏仁綠豆山藥湯」，中午吃「精力湯」與「海帶豆腐湯」，晚餐吃「健胃雜糧粥」，只要能夠持之以恆，連續吃10天，體重就會明顯降下來，皮膚亮麗美白，健康更上一層樓！

肥胖者食養要領

宜多吃粗纖維食物 ▶▶ 如：全穀糧食（糙米、全麥麵食、五穀雜糧）、蔬菜、海帶、紫菜、豆類……等，吃高纖維食物，容易飽腹，熱量較低有助於減肥。

宜常吃減肥特效食物 ▶▶ 如：捲心菜、胡蘿蔔、芹菜、番茄、柑橘類水果、蘋果、木瓜、鳳梨、啤酒酵母、蔥、苜蓿芽、綠豆芽、韭菜、黃瓜、白蘿蔔、冬瓜、大蒜……等。

宜飯後適量運動 ▶▶ 飯後運動有助於身體消除過多的熱量。

晚餐宜少吃 ▶▶ 晚餐吃太飽最容易發胖，宵夜更是不可吃，否則會胖得快。

宜多喝醋 ▶▶ 醋能促使體內過多的脂肪轉變成體能，有良好減肥效果。

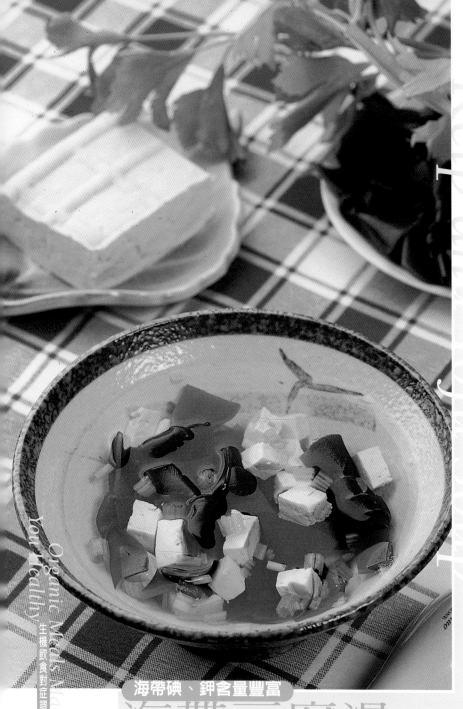

海帶碘、鉀含量豐富

海帶豆腐湯

薏仁綠豆山藥湯
薏仁利腸胃、消水腫，可防病抗癌

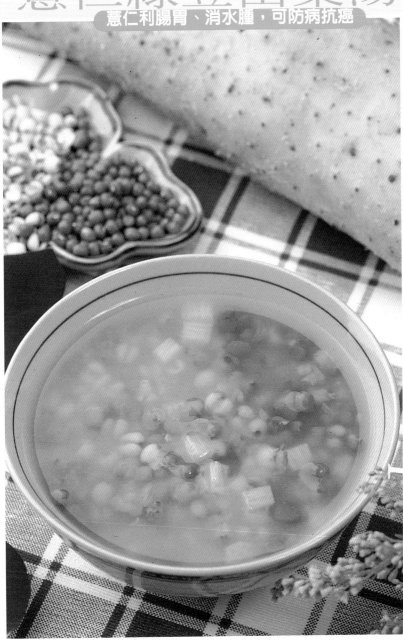

生機飲食DIY

健胃雜糧粥

材料

黑豆1/3匙、豌豆1/3匙、黃豆1/3匙、小米1匙、燕麥1匙、高粱1匙、玉米粒1匙、馬鈴薯1/2個、胡蘿蔔1/2條、高麗菜1葉、味噌少許。

作法

將黑豆、豌豆、黃豆、小米、燕麥與高粱洗淨後，泡水6小時。

馬鈴薯削皮切丁，胡蘿蔔刨成絲，高麗菜切絲，然後與前一步驟材料混合入鍋，加水煮成粥，熟爛後，起鍋裝碗先待冷卻，再加入少許味噌調味，即告完成。

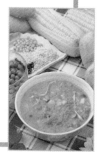

薏仁綠豆山藥湯

材料

薏仁3匙、綠豆1匙、山藥3兩。

作法

山藥去皮切丁。薏仁、綠豆與山藥丁，一起放入電鍋，加水煮至熟爛即可，吃時可加少許黑糖。

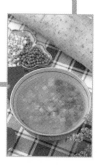

檸檬水

材料

檸檬1粒、冷開水500c.c.。

作法

將1粒檸檬榨出原汁，稀釋於冷開水中即可。

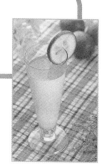

精力湯

材料

苜蓿芽1碗、A菜、龍鬚菜與地瓜葉（以上三者切碎共2）、海帶芽1湯匙、腰果3粒、松子10餘粒、胡蘿蔔2條、蘋果1個、三寶（大豆卵磷脂、小麥胚芽、啤酒酵母）各1湯匙。

作法

(1)胡蘿蔔先榨出原汁，蘋果削皮切丁。
(2)海帶芽與腰果、松子，用溫開水浸泡20分鐘。
(3)胡蘿蔔汁倒入果汁機，加上已泡軟的海帶芽與腰果、
　　松子，先攪拌1分鐘。
(4)A菜、龍鬚菜、地瓜葉、蘋果丁、苜蓿芽及三寶分次倒
　　入果汁機，然後充分攪拌均勻，便可趁鮮進食。

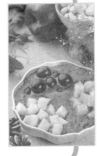

海帶豆腐湯

材料

海帶（乾品）1/2條、豆腐1方塊、小芹菜1株、嫩薑1小塊、海鹽少許。

作法

海帶洗淨剪成小段，豆腐切丁，小芹菜切末，嫩薑切絲。將海帶、豆腐與嫩薑下鍋加水，大火先滾小火再煮30分鐘，加鹽調味起鍋裝碗後，撒上小芹菜末，即可進食。

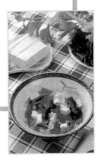

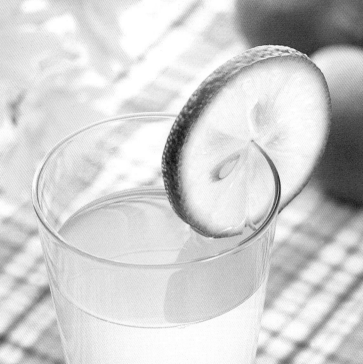

Lemonade

鹼性飲料，有助於改善體質

檸檬水

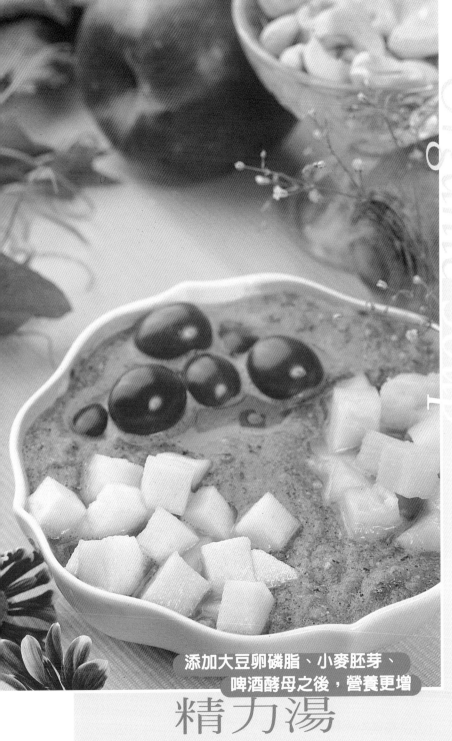

添加大豆卵磷脂、小麥胚芽、
啤酒酵母之後，營養更增

精力湯

養生常識Q&A

Q 東方人的標準體重該如何計算？

A 針對東方人而言：

身高165公分以下者：（身高-100）×0.9＝標準體重。

身高165公分以上者：（身高-110）×0.9＝標準體重。

平常比標準體重增減10%者，仍屬正常體重，若增加了20%以上時，即稱為肥胖症。

Q 可幫助減肥的各種營養素，哪些食物含量比較豐富？

A 有助於減肥的食物，依其營養素條列如下：

蛋白質啤酒酵母、優酪乳、小麥胚芽、黃豆糙米飯、五穀雜糧飯、松子、腰果、芝麻……等。

泛酸麥麩、糙米、啤酒酵母、苜蓿芽、葵花子、南瓜子、黃豆、燕麥……等。

維他命B6啤酒酵母、小麥草、糖蜜、小麥胚芽、全穀類、香蕉、豌豆、馬鈴薯……等。

維他命E小麥胚芽、糖蜜、冷壓植物油、甘薯、馬鈴薯、黃豆、甘藍菜、菠菜……等。

鉀馬鈴薯、南瓜、香蕉、苜蓿芽、杏仁、無花果、葡萄乾、蕪菁、甘薯、黑豆……等。

碘海藻類、洋蔥、海鹽。

植物油腰果、松子、葵花子、南瓜子、核桃、大豆卵磷脂、小麥胚芽、芝麻、花生……等。

Q 肥胖對健康有何不利影響？

A **過度肥胖會引發心臟病**：肥胖者血中所含的三酸甘油脂

與膽固醇都較一般人高，這兩個偏高的因子，均會逐漸
造成心血管疾病。

易罹患痛風：肥胖的人飲食比較沒有節制，不當的飲食
常會影響內臟機能，使得新陳代謝失調，尿酸逐漸偏
高，最後會導致痛風。

易罹患高血壓：美國國家健康中心統計結果，男性肥胖
者有39％，女性肥胖者有50％，均患有高血壓。

較容易發生糖尿病：肥胖者的體組織不斷地在增加，常
導致體內胰島素不敷使用，致使醣類的代謝發生問題，
而形成糖尿病。

胖瘦與壽命長短有關：根據醫學研究，發現肥胖者的體
重，只要超過標準體重60％，其死亡率會提高2.5倍以
上，瘦者似乎比較長壽。

肥胖者禁忌事項

忌吃高膽固醇和高糖分的食物。

忌食油煎油炸食物及較肥膩的動物性食品

➡➡這類食物含有過多的脂肪，不利減肥。

限制食鹽➡➡吃太鹹會引起口渴和刺激食慾，使體重上升。

限制水分➡➡每日應在1500c.c.左右，避免體內積的水分增
多，使體重增加。

忌吃了就睡➡➡吃了就睡最容易使人發胖。

忌體育鍛鍊突然中斷➡➡平常有持續運動的人，一旦運動中
斷，長時間停止運動的話，人就會迅速發胖。

懷孕

時一人吃，兩人補

準媽媽利用生機飲食調養身子，

不但可攝取均衡、完全的營養素，

幫助胎兒正常發育，

也可有效減輕害喜的症狀。

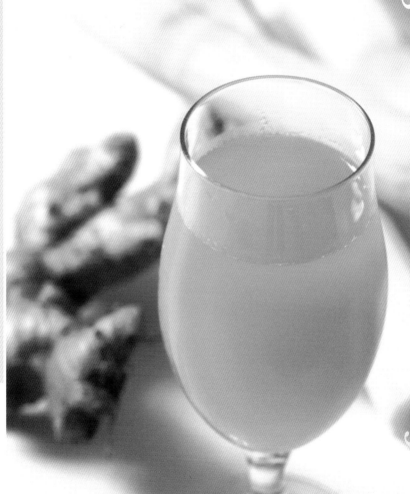

改善嘔吐現象

甘蔗薑汁

Sugarcane and Ginger Juice

懷孕

懷孕的認知

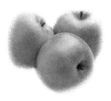

孕婦和胎兒的健康是密不可分的。母體攝取足夠、均衡的營養，胎兒才能正常發育，生下的寶寶才能健康活潑又強壯。

攝取大量、均衡的營養素

懷孕期所需的營養素，是一生當中需要量最多的時期。

懷孕前期的三個月，較不受營養素攝取量多寡的影響，每天只要攝取均衡的營養，略增150卡即可。但第二期與第三期則需較多的熱量，約需300卡，尤以末期的三個月會影響胎兒的腦部發育，此階段胎兒的腦細胞發育最快，故需充分補充高質量的醣、蛋白質、多種維生素及礦物質，如：鈣、磷、鐵等。

分娩前1個月要多攝取鐵質

尤其在妊娠的最後一個月，每天要比平常多攝取至少2毫克的鐵質，因「鐵」是胎兒造血的必要原料，鐵質若缺乏，會造成母體貧血，胎兒血供不良而導致組織缺氧，對胎兒發育十分不利。

宜增加碳水化合物的攝取 ►► 由於妊娠期新陳代謝增強,需要的能量亦增加,碳水化合物(包括澱粉與糖)是產生能量的主要來源,故要多吃米飯、麵食及甜食,不能有飢餓感。

宜增加蛋白質的攝取 ►► 由於胎兒在其生長發育,建造各種組織器官時,都需要蛋白質作為基礎,因此孕婦的蛋白質攝取量,必須高於一般人,含蛋白質豐富的食物,如:優酪乳、啤酒酵母、黃豆糙米菜飯、小麥胚芽、黑豆、芝麻、腰果、松子、葵瓜子……等。

宜增加鐵質的攝取 ►► 鐵是胎兒造血的必要原料,用鐵鍋炒菜,是補充鐵的重要方法,含鐵的食物,如金針菜、龍眼乾、黑豆、葡萄乾、糖蜜、紅棗……等。

宜增加鈣和磷的攝取 ►► 鈣、磷乃是組成胎兒骨骼的基本原料。含鈣豐富的食物,如:優酪乳、糖蜜、黑芝麻、芹菜、韭菜、紅棗、蒜苗……等。含磷豐富的食物,如:卵磷脂、黃豆、芝麻、核桃、蛋、黃豆、黑豆、全穀類……等。

準媽媽禁忌事項

忌有墮胎作用的水產 ►► 如螃蟹、鱉、海帶……等,因具有軟堅散瘀的特性,恐會造成出血或流產。

忌薏仁、杏仁、黑木耳、山楂、馬齒莧 ►► 這些食物均不利於胚胎的穩固和生長。

忌濫用藥物。

忌睡用電熱毯 ►► 電熱毯所產生的電磁場,可能會影響胎兒的細胞正常分裂,常會造成胎兒骨骼缺陷,甚至畸形。

忌養貓 ►► 貓會傳染一種叫「弓形體病」的寄生蟲,若孕婦感染了弓形體病,會有百分之四十的機率使胎兒受到傳染,造成胎兒各種先天性畸形或死亡。

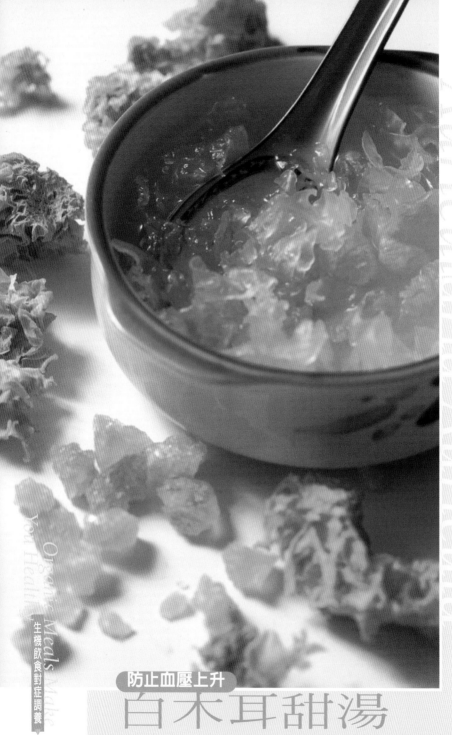

防止血壓上升

白木耳甜湯

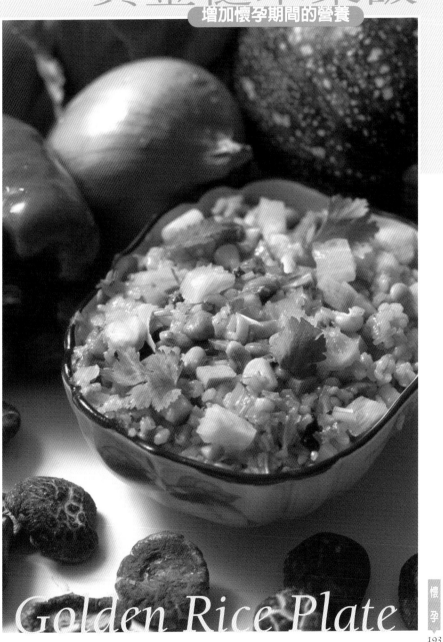

黃金糙米菜飯

增加懷孕期間的營養

Golden Rice Plate

生機飲食DIY

補血雜糧粥

材料

黑糯米、小米、高粱、黑豆、綠豆、紅豆、地瓜、南瓜、
蓮子、黑芝麻粉、桂圓。

作法

地瓜、南瓜先削皮切成丁。
所有材料洗淨後全部下鍋，加水煮成粥即可。

叮嚀

已有自然甜味，可不必加糖。

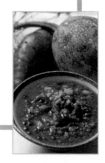

黃金糙米菜飯

材料

黃豆、糙米、胡蘿蔔、馬鈴薯、毛豆、豌豆、香菇、小芹
菜、青椒、玉米粒、高麗菜、鳳梨、香菜、橄欖油。

作法

(1)黃豆1份、糙米3份，洗淨後煮成熟飯。
(2)胡蘿蔔、馬鈴薯先削皮切丁，與毛豆先用電鍋蒸10分
　　鐘。
(3)香菇先泡軟切絲，小芹菜切末，青椒、高麗菜切成絲
　　或丁。
(4)先倒橄欖油入鍋，熱鍋後加入所有菜料，快炒至熟。
(5)將黃豆糙米飯，先打散再倒入鍋，與菜料炒拌均勻，
　　關火起鍋後，加上鳳梨丁與香菜即可。

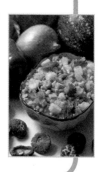

白木耳甜湯

材料
白木耳、冰糖。

作法
白木耳約10朵，冰糖1湯匙，加水3碗，大火滾後，小火續煮30分鐘即可。

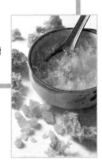

冬瓜紅棗湯

材料
冬瓜、紅棗。

作法
冬瓜皮、冬瓜肉、冬瓜子各自切開，冬瓜子需用刀切碎，三者總量至少1碗。
紅棗5～10粒，洗淨用刀切開，與上一步驟中的材料一起下鍋，加水3碗，先用大火煮滾，小火續煮20分鐘即可。

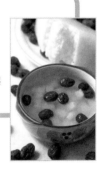

甘蔗薑汁

材料
甘蔗、老薑。

作法
甘蔗榨汁150c.c.，與老薑榨汁30c.c.，二者混合即可。

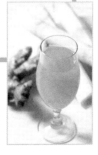

有效改善貧血暈眩現象

補血雜糧粥

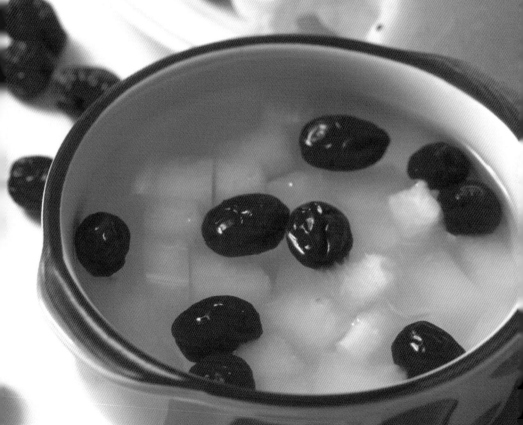

冬瓜紅棗湯

Wax Gourd and
Red Dates Soup

養生常識Q&A

Ⓠ 為什麼孕婦忌盲目保胎？

Ⓐ 婦女在妊娠過程中，當發生流產預兆時，多數人都要求
保胎，然而人類具有自我優生的選擇能力，若胚胎異常
或染色體異常的胎兒，一般在短期內即被自然淘汰而流
產，只有少數的異常胎兒能懷孕到十月而分娩，當發生
自然流產時，在原因不明的情況下盲目保胎，即使胎兒
僥倖分娩，很有可能生出一個畸形兒或癡呆兒。

Ⓠ 為什麼孕婦要少喝含咖啡因的飲料？

Ⓐ 1951年，美國藥物食品管理局就對咖啡因作了毒性研究
和鑑定，發現咖啡因對胎兒有致畸的作用。1980年，該
機構就咖啡因對孕婦的毒性影響提出警告，孕婦應避免
食用含咖啡因的飲料和藥物，如茶葉、咖啡及可樂型飲
料，都應該盡量不喝，以免造成胎兒畸形。

Ⓠ 孕婦該從哪些食物攝取五大營養素？

Ⓐ 我們針對營養素，將適合準媽媽食用的食物分類如下：

1. 醣的攝入：糙米飯、全麥麵食及各種五穀雜糧。

2. 蛋白質的攝入：蛋、牛奶、黃豆、黑豆、芝麻、葵瓜
子、松子、啤酒酵母等。

3. 鐵的攝入：金針菜、糖蜜、芝麻、桂圓、黑糯米、黃
豆、黑棗、菠菜、小米等。

4. 鈣與磷的攝入：芝麻、優酪乳、大豆卵磷脂、黃豆、

Organic Meals Make You Healthy

生機飲食對症調養

黑豆、白木耳、蘑菇、橄欖等。

5.維生素的攝入：

維生素A：胡蘿蔔、菠菜、木瓜、芒果、番茄等。

維生素B：糙米、全麥麵食、小米、高梁、蕎麥、啤酒酵母等。

維生素C：各種蔬菜水果，如：葡萄、柑橘、蘋果、檸檬、西瓜、香蕉、苜蓿芽、青椒、大白菜、番茄等。

維生素D：對胎兒骨骼發育有很大關係，多曬太陽、乾香菇（日曬過）、奶品等。

維生素E：又稱「生育酚」，具有保胎作用，可預防流產，如：橄欖油、葵花油、大豆油等各種冷壓的植物油，以及小麥胚芽、甘藷、黃豆等。

準媽媽七大飲食禁忌

一是忌食有特別腥臭味的食物 ▸▸ 如：臭腐乳、臭豆腐、酸菜等。

二是忌食過於油膩的食物 ▸▸ 如：肥豬肉、奶油蛋糕等。

三是忌食過甜的食物 ▸▸ 如：太甜的蜜餞、各種糖漬食品等。

四是忌食有墮胎作用的水產品 ▸▸ 如：螃蟹、鱉、海帶等。

五是忌食滑利的食品 ▸▸ 如：薏仁、杏仁、馬齒莧、黑木耳等。

六是忌用不必要的藥品

七是避免菸酒 ▸▸ 尤其是二手菸。

人到更年期

不減生命活力

更年期是人生必經之路

吃生機飲食，

可以減少更年期的不適，

不管年紀多大，仍是生氣勃勃。

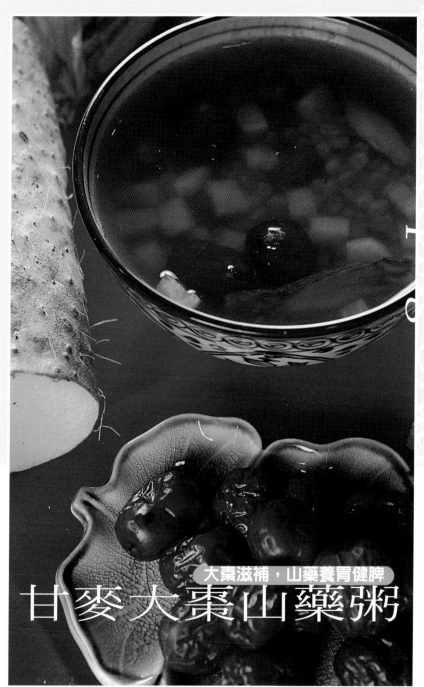

大棗滋補，山藥養胃健脾

甘麥大棗山藥粥

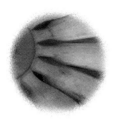

青春期、妊娠期與更年期是女性一生中的三個
重要階段，綜觀這三個階段，都是因「內分泌」
的變化，而改變了女人的心境、外觀、生活，
甚至一生的幸福

第二次青春的起點

更年期是第二次青春的起點，而不是衰老的喪鐘，一個
健康而成熟的女人，洋溢著自信、樂觀與內在美，自有特別
迷人的魅力。

更年期的現象

當卵巢功能開始衰退，發生月經紊亂，直至月經停止，
在這月經將停未停的一至二年間，便是更年期。女性更年期
通常開始於46歲至55歲之間，但也有極少數的人開始的比
較早，但都在30歲以後才會發生。男性也有更年期，但大
約在55歲到65歲之間才會出現症狀。

這些更年期的症狀，大約只有25%的人會發生，是少數
人的個案情形，並非每一個步入更年期的男女都會發生，一
般而言，大部分的人都能很平安的度過更年期，應該視更年
期為人生必經的旅程，沒什麼好擔心的。

減緩更年期的不適

若要積極改善更年期的不適症狀，除了忌口外（忌食辛

辣之物、提神之物、煎炒之物、熱性之物），更要加強三餐的飲食，只要輪流進食三種養生粥（甘麥大棗山藥粥、核桃芡實蓮子粥、補血雜糧粥）與三種茶飲（益母草茶、蕺菜艾草茶、熟附子菊花茶），不適的症狀便能逐漸減輕。

材料方面，除了益母草、蕺菜（即魚腥草）、艾草要到青草店採購外，其餘均可到中藥房或市場買到。除了上述食譜外，若能多吃芽菜、蔬菜、水果、五穀雜糧以及蜂王漿，則食療的效果會更明顯。

最幸運的更年期婦女，是及早為未來做好精神與生活的準備，趁兒女長成振翅遠飛的時候，試著實現一些年輕時想做而未能做的理想與夢想，為自己創造一連串的新挑戰，一切的一切，都是洋溢著希望與興奮，那些更年期的陰霾與不適，當然也就一掃而空了！

更年期食養要領

宜常吃銀耳燉冰糖 ➛ 可滋陰生津，活血潤腸，改善內熱煩躁，減輕更年期症狀。

宜常喝蜂蜜 ➛ 蜂蜜30c.c.用冷開水沖服，早晚各一次，可滋養臟腑潤腸通便，使人神清氣爽。

宜常吃蓮子粥 ➛ 蓮子、芡實各50公克、新鮮荷葉1片、糯米100公克，加水煮成粥分一日數次食用，可固精止帶，養心寧神。

宜在睡前2小時，作熱水泡腳 ➛ 可使精神鬆弛，幫助入睡，安祥寧靜的睡眠，可使人消除疲倦，恢復青春活力，一掃陰霾。

宜學習些可讓心靈寄託的良好嗜好 ➛ 如：插花、電腦、裁縫、打毛衣……等，或參加一些正派社團或公益義工，或參加老人大學……等均可讓自己忘卻更年期的不適，而享受無憂無慮的新生活。

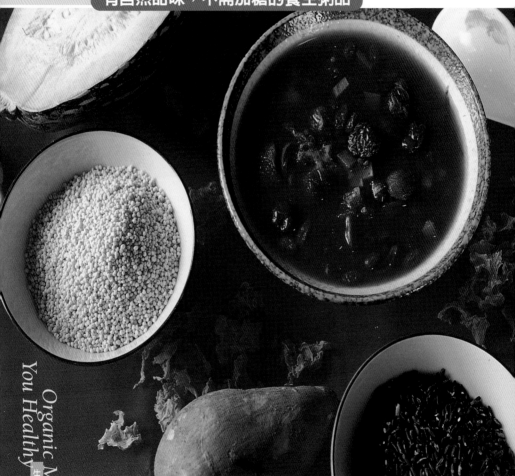

補血雜糧粥

有自然甜味，不需加糖的養生粥品

更年期的禁忌事項

忌食辛辣之物▸▸如：辣椒、胡椒、咖哩、芥末、花椒、大蒜、蔥、薑、韭菜……等食物，避免刺激大腦皮質引起興奮，從而加重煩躁激動，熱潮出汗等不適症狀。

忌食提神之物▸▸如：咖啡、濃茶、巧克力……等食物，有刺激神經興奮的提神作用，造成晚上睡不著，白天無精打采的惡性循環。

忌煎炒食物▸▸油煎油炸食品會使人口乾咽燥，加重內熱症狀。

忌熱性食物▸▸諸如：狗肉、羊肉、牛肉、蝦、桂圓、荔枝……等，多吃會出現烘熱、失眠、口渴等內熱症狀，加重更年期病情。

核桃芡實蓮子粥

固精止帶，養心寧神的粥品

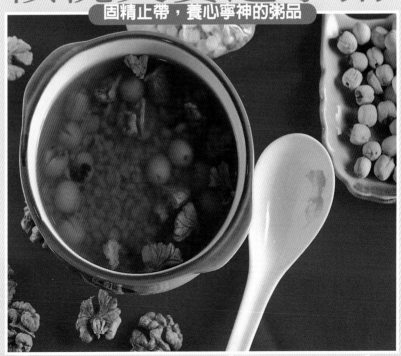

Lotus Seed Gruel

生機飲食DIY

核桃芡實蓮子粥

材料

核桃仁20公克、芡實20公克、蓮子20公克、糙米60公克、水600c.c.。

作法

糙米洗淨先泡水4小時。
將糙米與其他材料,一起放入電鍋煮至熟爛即可,宜溫熱進食。

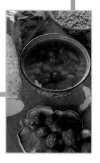

甘麥大棗山藥粥

材料

甘草5公克、紅棗10公克、小麥20公克、山藥50公克、水500c.c.。

作法

紅棗用刀劃開,山藥去皮切丁。
將所有材料用電鍋蒸煮熟爛,即可趁熱進食。

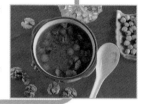

補血雜糧粥

材料

黑糯米30公克、小米30公克、薏仁30公克、綠豆10公克、紅豆10公克、黑豆10公克、紅棗6粒、枸杞子20餘粒、蓮子6粒、白木耳10公克、南瓜60公克、地瓜60公克、龍眼乾25公克、水1000c.c.。

作法

將黑糯米、小米、薏仁、綠豆、紅豆、黑豆洗淨後,泡水4小時以上。
南瓜與地瓜,均削皮切丁。
將所有材料放入電鍋,蒸煮熟爛即可趁熱進食。

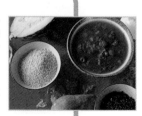

熟附子菊花茶

材料

熟附子10公克、杭菊花20公克、決明子30公克、水2000c.c.。

作法

將所有材料加水大火煮滾，再轉為小火續煮20分鐘，濾渣後即可溫熱飲用。

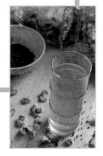

益母草茶

材料

益母草（乾品）50公克、水2500c.c.。

作法

益母草洗淨之後，泡水（2500c.c.）10分鐘。
泡水後不必換水，直接大火煮滾，再轉為小火續煮20分鐘，濾渣即可飲用。

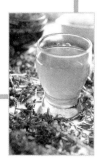

蕺菜艾草茶

材料

蕺菜（又名魚腥草、乾品）50公克、艾草（乾品）25公克、水2500c.c.。

作法

蕺菜與艾草洗淨後，泡水（2500c.c.）10分鐘。
泡水後不要換水，大火煮滾後轉為小火，續煮20分鐘，濾渣即可，宜溫熱飲佣。

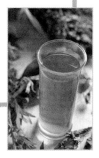

更年期

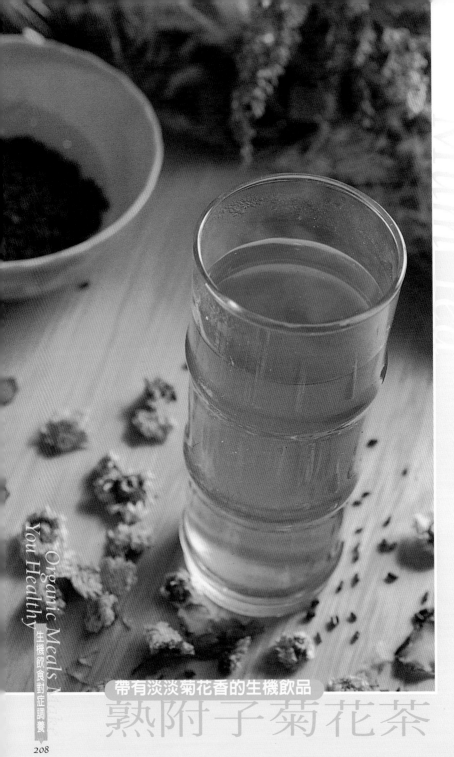

Organic Meals Make
You Healthy
生機飲食對症調養

帶有淡淡菊花香的生機飲品
熟附子菊花茶

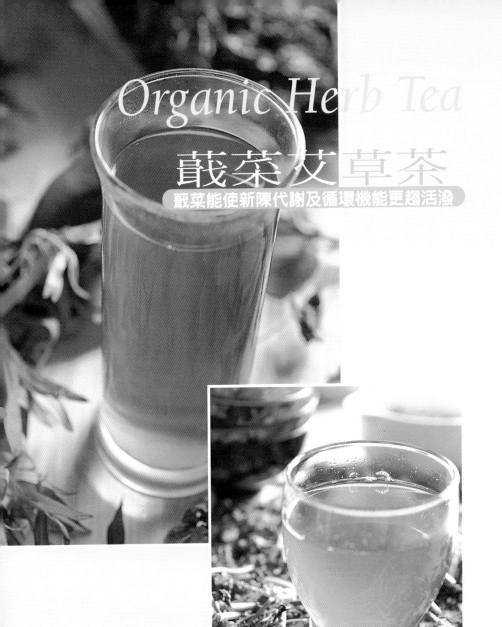

Organic Herb Tea

蕺菜艾草茶

蕺菜能使新陳代謝及循環機能更趨活潑

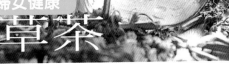

茶如其名，有益婦女健康

益母草茶

更年期

養生常識Q&A

ⓠ 女性的更年期症狀有哪些？

ⓐ 諸如：月經紊亂、停經、臉部發熱潮紅、盜汗、胸口悶、呼吸不暢、乳房鬆弛下垂、體重增加、皮膚乾燥鬆弛失去彈性、肌肉痛、關節痛、尿失禁、疲倦、失眠、忽冷忽熱、思想不集中、記憶力減退、情緒不穩定、容易激動發怒、心悸、頭痛、憂鬱……等。

ⓠ 男性的更年期症狀有那些？

ⓐ 諸如：頭痛、失眠、胃腸消化不良、臉色脹紅、疲倦排尿時膀胱附近會感覺疼痛和壓迫感。陽痿或性機能減退、緊張、焦慮、神經質、激動、易怒……等。

ⓠ 女人到了更年期，仍然可以體態優美嗎？

ⓐ 女人到了更年期比較容易發胖，發胖的原因有兩種，一是自然的，一是人為的。自然的生理變化，是讓到了更年期的女人，體型變得比較豐滿，常見有些半輩子胸部平坦的，到了更年期，胸部竟然開始隆起，此時只要勤加運動，就能夠保持優美體態；若是人為的發胖，我們就應該提高警覺，以免胖得離譜，這是因為更年期會使人容易覺得疲倦，生活變得懶散，這便是繼續不斷發胖的原因，此時就要自己多加警惕，勤於運動。

Organic Meals Make You Healthy

生機飲食對症調養

Ⓠ 停經以後，仍有懷孕的可能性嗎？

Ⓐ 停經後，最好在一年內繼續避孕，以免因突發性的排卵而懷孕，根據病例顯示，在停經後的幾個月仍然會有排卵的可能性，直到一年以後才不會再排卵。

Ⓠ 哪種食物含有天然賀爾蒙？

Ⓐ 山藥與蜂王漿都含有天然賀爾蒙。

山藥▸▸山藥含有滑黏的物質，是賀爾蒙的前驅體，可幫助更年期提高賀爾蒙的分泌，預防老化，消除憂鬱不安。

蜂王漿▸▸蜂王漿能提供人體天然的賀爾蒙，是舉世公認的養生聖品，平常可將蜂王漿與蜂蜜、花粉一起調和進食，只要持之以恆，不僅可改善更年期的症狀，而且對美容養顏特別有效。

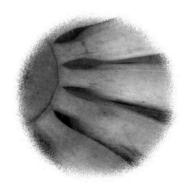

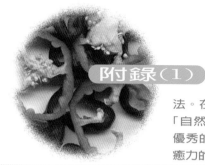

「斷食」乃是一種展現人體的自然治癒力，既神奇又簡易的養生保健法。在人體發生的疾病，若病人本身沒有「自然治癒力」的話，疾病便不能治好，優秀的醫藥實際上也只能成為人體自然治癒力的輔助手段而已。

斷食靜養去病源

斷食的目的在增強自然治癒力

大多數人認為「斷食」太過簡單原始而輕視它，這樣的人不能瞭解原始性的事物中，往往存在偉大而真誠的力量。比如：梅雨與人造雨、太陽與電燈、颱風與電風扇等等，皆很明顯地比較出大自然的力量與人為的力量，究竟是哪一個大？

當人們開始斷食時，人體的潛能──「自然治癒力」就會被激發出來，在斷食期間白血球的數量會激增，殺菌力轉強，會加速破壞老廢的病細胞，並使之排出體外，讓疲憊的內臟休息一下，增強排泄系統，將聚積在組織內的毒素排除，進行全身大掃除，另一方面，也促進腦下垂體、甲狀腺、睪丸、卵巢及其他賀爾蒙分泌旺盛，因此很快地各器官都恢復活力，因斷食促使賀爾蒙分泌，故斷食為什麼能讓皮膚紅潤亮麗，便可以理解了。

在斷食靜養中，自然治癒力會將衰弱的內臟機能逐步修護，並清除血液中的毒素，將病態的酸性血液轉變為健康的微鹼性，去除疾病的根源，因此就像新生一樣，重新返回年輕健康的身體。

斷食的種類

　　斷食有許多種，諸如：「清水斷食」、「楓糖斷食」、「牛奶斷食」與「果菜汁斷食」……等。清水斷食是除了清水之外，不吃任何食物，這種方法比較激烈，不是每個人都可採用，尤其身患重病者，更不可貿然嘗試。果菜汁斷食法彈性最大，可適合各種體質與病情，按照各種天然的蔬菜水果之營養與屬性，提供給不同體質與病情的人，不僅沒有強烈的飢餓感，而且症狀逐日改善，皮膚卻愈來愈亮麗！

斷食的步驟

　　斷食皆要按三步驟進行：(一)減食(二)斷食(三)復食。果菜汁斷食可採一天6～9餐的方式進行，提供類似胡蘿蔔汁、柳橙汁、蔬菜湯、綜合果菜汁、小麥草汁……等，一天的飲水量（包括果菜汁）應超過2500c.c.，最好能配合(1)運動,(2)乾刷身體與(3)刮舌苔，斷食效果會更好，復食最重要，一定要少量進食，細嚼慢嚥，每餐從五分飽、六分飽、七分飽……逐漸增量，才能確保斷食做得成功。

果菜汁斷食法

果菜汁斷食法的全天食譜

清晨5:30	起床（刮舌苔、刷牙、洗臉）
6:00	喝利尿冬瓜湯250c.c.
6:30	作運動（至少30分鐘以上，每個關節皆要運動到，並且最好運動到發汗）
8:00	喝小麥草原汁50c.c.＋ 柳橙汁 100c.c.
10:00	喝綜合果菜汁250c.c.

12:00	喝抗癌蔬菜湯250c.c.
15:30	喝健康醋30c.c.（稀釋於冷水100c.c.）
16:00～16:30	自我灌腸
16:30	喝胡蘿蔔汁250c.c.
18:30	喝抗癌蔬菜湯250c.c.
19:30	乾刷、刮舌苔、洗澡
20:00	喝高C果汁250c.c.
20:30	作運動（至少30分鐘）
21:30	喝小麥草汁50c.c.＋柳橙汁100c.c.然後就寢

果菜汁斷食法的食譜

利尿冬瓜湯	冬瓜皮＋冬瓜肉＋冬瓜子（合計2碗）、老薑2片、老玉米鬚（半兩、中藥房有售）、水3碗，先大火煮滾，小火續煮30分鐘，濾渣即可。
綜合果菜汁	胡蘿蔔1條、大芹菜2片、番茄1粒、檸檬1粒、榨汁即可。
抗癌蔬菜湯	胡蘿蔔1/2條、白蘿蔔1/4條、白蘿蔔葉1株、牛蒡1/2條、香菇（乾的，要日曬過）2朵、水約4倍、大火滾後，小火再煮60分鐘，濾渣即可。
高C果汁	柳橙2個、檸檬1個，二者均削去皮，保留白色內皮加上葡萄25粒（先去皮去子），用分離式榨汁機榨出原汁。

果菜汁斷食法的配套措施

乾刷	用天然絲瓜布（先用溫水泡軟），刷全身皮膚（避開臉部與傷口），朝向心臟的方向刷，刷到皮膚泛紅，不要刷到痛。
刮舌苔	用小湯匙輕輕將舌頭表面的舌苔刮除，刮後才刷牙。
自我灌腸	用溫開水透過灌腸器從肛門灌入大腸，然後用雙手作腹部按摩（順時針方向旋轉），在忍不住時，便將穢物排掉。

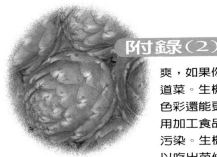

生機飲食雖然是全素，但營養價值並不輸葷食，口感也很清爽，如果你想吃得滿足又放心，不妨試這六道菜。生機飲食的大餐，菜色可以更豐盛，色彩還能更繽紛，但始終要堅持不油炸，不用加工食品，調味必須清淡，材料要天然無污染。生機飲食不僅為了追求更健康，更可以吃出苗條美麗。

病癒後的慶典佳餚

豆豆獻瑞

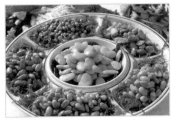

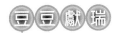

■將豌豆、毛豆、花豆、蠶豆、花藜豆、皇帝豆等用鹽水煮過，原味便十分香醇，若喜重味，可隨個人喜好添加八角、胡椒粉、辣椒或咖哩粉調味。

■綠色鳳尾藻、褐色鳳尾藻與裙帶菜芽，先經溫開水泡軟，再加醬油、糖、醋予以調味，清爽開胃。

■再將各種豆分別鋪在綠色鳳尾藻、褐色鳳尾藻與裙帶菜芽上，即完成。

福球壽糕

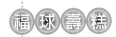

■福球

將馬鈴薯（至少3粒）去皮切丁，蒸煮熟爛。

已熟之馬鈴薯搗成泥，加入適量的甜玉米粒、豌豆、胡蘿蔔丁，以及少許的橄欖油、鹽與胡椒粉，再用打蛋器攪拌均勻，然後用冰淇淋杓子挖成球狀，即成黃、綠、紅相間的福球。

■長壽糕

將龍眼乾（2湯匙）先用水150c.c.泡軟，再用果汁機打成泥；腰

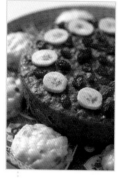

果（1湯匙）與核桃5粒要先切碎；香蕉1條要
去皮切丁，以上是必要的預備動作。

■全麥麵粉1碗，燕麥片1碗，黑糖1湯匙，拌
成泥的龍眼乾2湯匙，松子、腰果、南瓜子、
葵瓜子各1湯匙，核桃5粒，枸杞子1湯匙，青
葡萄乾2湯匙，黑芝麻粒1湯匙，杏仁粉5湯
匙，小紅莓2湯匙，香蕉2條，照上述用量加水
3杯（每杯150c.c.）攪拌均勻。

■取一不銹鋼鍋，將鍋內部抹上橄欖油，再將上項材料全部倒
入鍋，加上內鍋蓋，便可放入電鍋蒸煮（外鍋放3杯水）。

■當電鍋開關跳起後，再燜5分鐘，便可將鍋取出冷卻，然後倒
出已熟的長壽糕，將福球圍繞四周便完成。

芽菜寶盒

作法

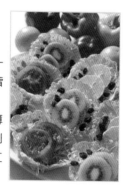

■將抱子甘藍（俗稱高麗菜芽）的葉片一
一剝下，要徹底洗淨，然後分別裝入苜蓿
芽。

■奇異果與柳丁均去皮切薄片，番茄切薄
片，然後各取兩片疊放於苜蓿芽上，兩側
再分別飾以黑葡萄乾、青葡萄乾與小紅
莓，即完成。

五菇團圓

作法

■將香菇（新鮮的）、洋菇、草菇、金針菇、柳松菇分別用沸水
燙過，然後以醬油、薑、醋、
糖、鹽或胡椒粉，隨個人喜好
加以調味炒熟。

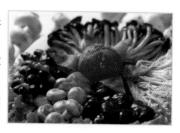

■先將捲葉萵苣平鋪盤底，再
依次將金針菇、香菇、洋菇、
草菇、柳松菇排列於
上。

■將番茄外皮切離後，點綴於盤中即完成。

蔬果嬉春

作法

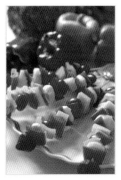

■將青椒、荸薺、三色甜椒、番茄、草莓、鳳梨一一洗淨，再將青椒與三色甜椒切成薄片，荸薺去皮，然後依次將蔬果串在竹枝上，鮮艷誘人！

■另調製番茄醬作為沾料，用小番茄1碗，腰果5粒（先用溫開水泡軟），果糖1湯匙，三者一起放入果汁機拌勻即是番茄醬。

雜糧金盅

作法

■大南瓜盅（裝補血雜糧粥）：

將豆類（綠豆、紅豆、花豆）與穀類（黑糯米、小米、薏仁）的總量以1比4的比例配好然後加入適量的地瓜、南瓜、蓮子、龍眼乾，用4倍以上的沸水浸泡30分鐘，然後再予煮熟。

將已熟的雜糧粥裝入已挖空的大南瓜盅，再置鍋內蒸煮20分鐘，即可。

■小南瓜盅（裝健胃雜糧飯）：

將豆類（黃豆、黑豆、豌豆）與穀類（糙米、燕麥仁、高粱）的總量以1比4的比例配好，然後用1.2倍的沸水浸泡30分鐘，再入鍋煮熟。

雜糧飯取出，加上高麗菜絲、香菇絲、小芹菜末及少許味噌，全部下鍋加少許橄欖油炒拌至熟，起鍋後分別裝入3個小南瓜盅。

小南瓜盅再置鍋內蒸煮20分鐘，即可。

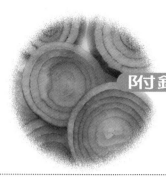

許多天然蔬果都有其獨特的味道，我們應該儘量利用它們來增添食物的風味，少用化學調味料。

常用的天然調味料

酸味	檸檬、醋、百香果、葡萄柚、鳳梨、金橘、梅汁。
甘味	甘草、蜂蜜、甘蔗汁、葡萄乾、黑糖、冰糖、糖蜜、甜味水果。
香味	陳皮、八角、芫荽、小茴香、韭菜、肉荳蔻、花椒、迷迭香、九層塔、香草、肉桂、桂皮、桂枝、五香粉、丁香、荷蘭芹、小芹菜。
鹹味	豆鼓、味噌、海鹽、醬油（無防腐劑者）。
辣味	薑、辣椒、胡椒、芥末、大蒜、咖哩。

除此之外，可多利用味道特殊，甜味較高的天然食物來增加風味，諸如：芝麻、杏仁、萊姆、佛手、橘子、番茄、香菇、蔥、洋蔥、南瓜、地瓜、腰果、松子、無花果、甜杏仁果……等，使用這些天然食物，亦能使菜餚更具色、香、味。

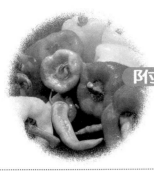

菜譜索引

生機飲食對症調養

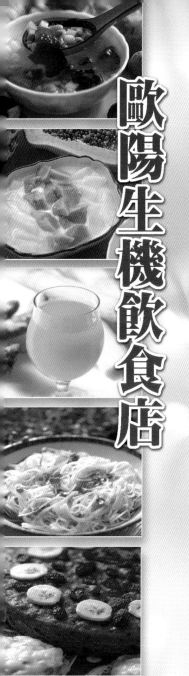

歐陽生機飲食店

歐陽英老師所開設的生機飲食中心，主要在推廣生機飲食概念，幫助您透過最自然、最健康、最簡單的料理，來改善個人體質。除了不定期舉辦生機飲食、斷食體驗營之外，並提供活血分析、皮膚檢測的服務，讓您進一步認識自己的身體。此外，歐陽老師擁有多年的食療輔導經驗，亦可以針對您的健康需求，提供飲食調養的建議，幫助您強化生理機能，提高自癒力。

營業項目如下

- 供應生機飲食材料
- 供應生機飲食器具
- 舉辦生機飲食體驗營
- 活血分析
- 皮膚檢測
- 各種疾病食療輔導
- 生機飲食宅配服務

地址：338桃園縣蘆竹鄉福祿一街37號
電話：*(03) 321-9900*
傳真：*(03) 321-8388*

幫助您正視自己的健康需求 血液分析

1. 您最近的飲食正確嗎？有無尿酸結晶？讓您親眼目睹血液狀況！

2. 您有無吸入太多的污穢空氣？血液中現況讓您明白一切！

3. 您有無吃太多的人工色素？螢幕上鮮活的血液影像可讓您看得清清楚楚！

4. 您肝臟是否已疲勞過度？血液中佈滿了針狀體，會讓您毛骨悚然！

5. 您是否攝取過多的肉類或糖類？血液中的奇形怪狀，會讓您開始有所節制！

6. 您平常不知不覺吃到的毒素與有害物，到底嚴重到什麼程度？血液的分析馬上給您答案？

7. 您可知什麼叫「自由基傷害」？看到那些變形的紅血球，您將會全身起雞皮疙瘩！

8. 您也許會目瞪口呆地看到自己的血液中，竟然佈滿了許多蠕動的細菌，這就是大腸裡的宿便！

9. 您將親眼目睹到白血球的形狀，若是很活潑地游動，就要恭禧您免疫力夠強，若是白血球靜止不動，那您就該補充營養素及多分析，設法提昇免疫力！

10. 若是您看到恐怖形狀的變體紅血球，那您更要提昇並改善飲食與生活習慣，積極預防癌症的發生！

血液服務的時間：共45分鐘

1. 第一個15分鐘：先由手指頭取下一小滴血，經由1600個精密顯微鏡與34吋彩色螢幕觀察自己的血液狀況（包括紅血球、白血球、血小板、細菌、尿酸結晶、）由歐陽英老師講解。

2. 第二個15分鐘：由歐陽英老師為您設計日常調養食譜。

3. 第三個15分鐘：由歐陽英老師為您設計食譜的詳細作法，並錄音。

生機飲食交流園地

為了精益求精，互相學習，歡迎同好藉此交流單，一起聯誼落實生機飲食生活。

交流單（請將本頁影印後，詳細填寫，並在□內打ˇ）

□希望常寄來生機飲食新資訊（包括理論與食譜）

□欲參加生機飲食品嚐會（三小時，講解生機飲食重點並品嚐餐點），索取邀請函

□欲參加生機飲食體驗營（兩天一夜，實際體驗生機飲食生活，學習保健運動、灌腸方法及生機飲食烹飪技術），索取相關說明書

□欲參加藥草之旅（一天，認識常用藥草運用方法及栽培技術），索取相關說明書

□欲參觀有機蔬果農場（一天，實地認識有機農場，確認有機蔬菜的可靠來源），索取相關說明書

□欲參加自我灌腸訓練班（半天，實際體驗，既隱私又安全）索取相關說明書

□欲參加天然果菜汁淨身斷食快樂營（三天兩夜，七位老師指導全方位的養生術，幫助排毒，改善體質），索取相關說明書

□預約療養食譜個別指導

(1) 希望預約時間：＿＿＿ 年 ＿＿＿ 月 ＿＿＿ 日 ＿＿＿ 時
　　（按本人意願填寫）

(2) 病情：＿＿＿＿＿＿＿＿＿＿＿＿＿＿＿＿＿＿

(3) 目前的症狀：＿＿＿＿＿＿＿＿＿＿＿＿＿＿
　　　　　　　＿＿＿＿＿＿＿＿＿＿＿＿＿＿

●姓名：＿＿＿＿＿＿ □女士 □先生 年齡：＿＿＿＿

●電話：(H)＿＿＿＿＿＿＿ (O)＿＿＿＿＿＿＿

●聯絡地址：＿＿＿＿＿＿＿＿＿＿＿＿＿＿＿
　　　　　　＿＿＿＿＿＿＿＿＿＿＿＿＿＿＿

1.請將本交流單影印填寫後，寄至桃園縣蘆竹鄉六福路261號6樓之4
　歐陽 英老師收　TEL:2306-9919　FAX:2308-8842

2.預約療養食譜個別輔導者，本中心會以電話聯絡，確認預約 時間

品・味・事・典 07

生機飲食對症調養

作　　者／歐陽英
董 事 長／孫思照
發 行 人
總 經 理／莫昭平
總 編 輯／林馨琴
出 版 者／時報文化出版企業股份有限公司
　　　　　10803台北市和平西路三段240號3Ｆ
　　　　　發行專線：(02) 2306-6842
　　　　　讀者服務專線：0800-231-705　(02)2304-7103
　　　　　讀者服務傳眞：(02) 2304-6858
　　　　　郵撥：19344724　時報文化出版公司
　　　　　信箱：台北郵政79-99信箱
　　　　　時報悅讀網：http://www.readingtimes.com.tw
　　　　　電子郵件信箱：ctliving@mail.chinatimes.com.tw
主　　編／心　岱
企　　劃／謝秀麗　編　　輯／沐月
美術編輯／張瑜卿
攝　　影／孔繁毅、周漢昕、陳逸、褚凡
校　　對／歐陽英、沐月
印　　刷／詠豐彩色印刷股份有限公司
初版一刷／二〇〇〇年八月一日
初版二十八刷／二〇一一年十一月二十四日
定　　價／新台幣三三〇元

國家圖書館出版品預行編目資料

生機飲食對症調養＝Organic meals make you
healthy／歐陽英著．-- 初版.--臺北市：
　時報文化，　2000[民 89]
　　面；　公分.--（品味事典；7）

　ISBN 957-13-3168-6(平裝)

　1.食物治療　2.食譜　3.健康法

418.91　　　　　　　　　　　89008995

ISBN 957-13-3168-6
Printed in Taiwan